Prolo

Longtemps, la médecine est restée fille de la philosophie et de l'anatomie. Tous les livres retraçant son histoire commencent par relater les concepts philosophiques des dysfonctionnements du corps humain : les quatre humeurs à Rome, le yin et le yang en Chine ou les trois énergies de l'ayurveda en Inde. Puis viennent les lents progrès de la dissection et les fastidieux chemins de la physiologie. Mais ni les philosophes ni les anatomistes n'ont fait progresser le soin, car l'essentiel de leur pensée et de leur pratique se déroulait loin des malades. Les théories et les diagnostics médicaux étaient alambiqués et flamboyants, mais le soin n'était jamais à la hauteur des discours savants. Jusqu'au XIXe siècle, le soin est resté intuitif et empirique, pratiqué par divers artisans n'ayant pas écrit de livre ni émis de théorie.

La médecine moderne est née de la rencontre effective entre médecins et malades. Les historiens n'en ont pas moins continué à narrer exclusivement l'histoire des médecins, de leurs méthodes, de leurs réflexions, en négligeant les malades. Pourtant, ceux qui ont offert obstinément et patiemment leur corps et leurs plaintes aux praticiens dans les hôpitaux de campagne, les séances cliniques, les salles d'examen ou les cabinets de consultation ont largement contribué à écrire cette histoire. Nous ne pouvons pas rendre un hommage individuel aux centaines de soldats inconnus qui ont permis à Ambroise Paré de remplacer la cautérisation des membres amputés par la ligature des artères. Nous ne connaîtrons jamais les millions de morts des épidémies entre la première théorie de la contagion de Girolamo Fracastoro et la preuve microbienne de Louis Pasteur. Nul médecin ne tentera d'entreprendre un recensement des hystériques brûlées vives pour sorcellerie. Nous pouvons en revanche nous attacher aux rares patients dont l'histoire singulière ou l'identité ont survécu aux années et dont la contribution au progrès du soin a été aussi importante que celle de leurs médecins, illustres ou non. Leurs troubles, leurs souffrances ou leurs maux réels ou imaginaires ont inauguré de nouveaux diagnostics et de nouveaux traitements, remis en cause certaines théories médicales, ouvert de nouvelles perspectives thérapeutiques, corrigé les errements des praticiens ou questionné leurs certitudes. Certains ont été des miraculés, d'autres des cobayes, voire des martyrs, parfois des victimes de l'orgueil ou de la cupidité de ceux qui prétendaient les soigner.

C'est pour tenter de leur rendre justice que j'ai voulu écrire ce livre. Ses chapitres déroulent une autre histoire de la médecine, qui intervertit l'ordonnancement habituel des rôles, où les fantassins et les anonymes prennent la place des mandarins et des héros. Ces histoires inversées forment au total une sorte de mise en roman d'une citation du médecin-philosophe Georges Canguilhem : « Si aujourd'hui la connaissance de la maladie par le médecin peut prévenir l'expérience de la maladie par le malade, c'est parce que autrefois la seconde a suscité, a appelé la première. C'est donc bien toujours en droit, sinon actuellement en fait, parce qu'il y a des hommes qui se sentent malades qu'il y a une médecine, et non parce qu'il y a des médecins que les hommes apprennent d'eux leurs maladies[1]. »

En infectiologie, on nomme « cas index » ou « patient zéro » la personne considérée comme étant à l'origine d'une épidémie. Les enquêtes microbiologiques et virales de plus en plus précises permettent parfois de parvenir jusqu'à elle. Par exemple, dans le cas du SRAS en 2003 à Hong Kong, il n'a fallu que quelques mois de recherches pour remonter jusqu'au premier patient. Le terme de patient zéro a été consacré par l'usage ; il a été préféré à celui de patient n° 1, car le premier patient n'est pas toujours un malade, particulièrement dans le domaine des maladies infectieuses, mais aussi dans d'autres situations, comme nous le verrons. Cette première distinction entre patient et malade peut surprendre ; pourtant, plusieurs des récits à suivre permettront d'en vérifier la pertinence. Un malade est un individu qui éprouve physiquement les symptômes d'une maladie. Un patient est un sujet médical qui peut n'avoir jamais éprouvé le moindre symptôme. Pour le dire avec plus d'humour : il y a des épidémies de maladies et des épidémies de diagnostics. Et je rajouterai sans humour qu'il n'y a pas toujours de corrélation ni de relation causale entre les deux.

J'ai abusivement, mais explicitement, étendu cette notion de « patient zéro » à tous les domaines de la médecine, de la chirurgie, de la psychiatrie et de la pharmacologie. Parce que toutes les spécialités illustrent

1 Georges CANGUILHEM, *Le Normal et le Pathologique*, PUF, « Quadrige », Paris, 1994 [1966], p. 53.

les chemins tortueux du diagnostic et du soin que sillonnent des malades qui parfois s'ignorent et des patients comptés trop souvent pour zéro, cette licence conceptuelle m'a permis d'inclure dans un même cadre de réflexion des cas extraordinairement divers : Louis qui a confirmé une hypothèse et madame McKey qui en a inspiré cent, Mary et Gaëtan qui ont provoqué des épidémies de maladies et Auguste qui a déclenché une épidémie de diagnostics, Unsa qui a exercé la patience des généticiens et Giovanni qui en a activé les délires, Henrietta qui a chamboulé la médecine et Augustine qui a tourneboulé un médecin, Phineas le miraculé malheureux et Henry le cobaye heureux, Gregor l'innocente victime du lucre et David le martyr de la stupidité. Et d'autres encore qui ont permis de révéler des erreurs ou des vérités élémentaires, de nommer des maladies réelles ou virtuelles, d'ouvrir de grands chapitres de la science clinique ou d'en fermer définitivement d'autres.

Certaines histoires sont célèbres, comme celles de Joseph Meister ou de Phineas Gage, d'autres sont oubliées, comme celles de Selma, Henrietta ou Timothy. Quelques patientes et patients n'étaient connus que par leurs initiales ou par un pseudonyme respectueux du secret médical. Dans certains de ces cas, j'ai inventé un prénom pour les extraire de leur statut de faire-valoir et leur conférer une identité de patient. Dans tous ces récits romanesques, je me suis efforcé de me tenir au plus près de la réalité des faits, non pas tant par souci de vérité historique que parce qu'il aurait été bien difficile d'inventer des fictions plus extraordinaires. J'ai également respecté un ordre chronologique pour suivre le mieux possible l'histoire de la pensée médicale et de son environnement. Cependant, certaines de ces histoires ne durent que quelques mois, d'autres s'étalent sur toute une vie, d'autres encore se déroulent sur plusieurs générations comme celle des Pomarelli.

Ma priorité a été de rendre hommage à ces patients, dociles ou rebelles, crédules ou méfiants, qui ont contribué de façon notoire aux progrès de la connaissance biomédicale. Mais je n'ai pas pu m'empêcher de les utiliser, encore malgré eux, pour prolonger mes réflexions sur l'art médical et son dévoiement, sur le pouvoir envahissant du marché sanitaire. Anciens cobayes de la médecine, ils sont devenus les nouveaux cobayes de mon épistémologie du diagnostic et du soin. À travers eux, j'ai laissé libre cours à mes « humeurs médicales » en pointant certaines dérives de la médecine qui ont existé de tout temps et dont les appels incantatoires au respect de l'éthique n'ont toujours pas réussi à nous protéger.

Ce livre représente en quelque sorte ma « part du colibri[2] » dans cet interminable travail de vulgarisation que nécessitent les sujets médicaux mal compris, pervertis par l'affect ou dévoyés par le commerce. La découverte des « cas » ici traités a été pour le praticien que je suis une façon de regarder de l'autre côté du miroir. Le récit que j'en donne se veut en retour un remerciement à mes propres patients, eux qui m'ont tant appris et dont la confiance qu'ils m'ont accordée m'a toujours paru excessive en regard de mes connaissances et de celle de mes maîtres.

2 C'est l'histoire du colibri qui va prendre un peu d'eau dans un étang pour la recracher ensuite sur un gigantesque incendie de forêt. Les hommes et les autres animaux lui disent que cela ne sert à rien. Le colibri répond qu'il fait simplement sa part du travail.

1

Tan Tan

Depuis plus de vingt ans qu'il est hospitalisé à Bicêtre, tout le monde le connaît. Dès son arrivée, les internes et les médecins l'avaient surnommé « Tan » en constatant que toute son expression verbale se résumait à cette seule syllabe. Les cuisinières, les brancardiers, les secrétaires le nomment « Tan » ou « monsieur Tan » selon le respect qu'ils veulent manifester. Les infirmières l'appellent plus affectueusement « Tan Tan ». Personne ne connaît son vrai nom. Il avait trente ans en 1840 lorsqu'il fut hospitalisé pour épilepsie. On l'avait mis dans la division de psychiatrie, parce que l'épilepsie était encore empreinte de folie, et surtout parce que, n'ayant répondu à aucune question, il avait été considéré comme simple d'esprit.

— Comment vous appelez-vous ?

— Tan Tan.

— Où habitez-vous ?

— Tan Tan.

— Avez-vous des douleurs ?

— Tan Tan.

Mais, à la différence de ses frustes voisins, Tan Tan semble comprendre tout ce qu'on lui dit et affiche visiblement la volonté de faire une réponse circonstanciée. Il donne l'impression de s'appliquer et, malgré tous ses efforts, il n'arrive à émettre que son misérable « tan tan » identitaire. Il accompagne ces deux syllabes d'une mimique de résignation ou d'agacement. Tout le reste de son comportement est normal et certains s'étonnent de le voir maintenu dans un service de psychiatrie. À cette époque, on se préoccupait peu des coûts de l'hospitalisation et des excès de l'internement. Une douzaine d'années après son arrivée, Tan Tan a commencé à se paralyser du côté droit et cette hémiplégie s'aggrave chaque jour. Selon toute vraisemblance, il va finir ses jours dans ce département d'aliénés. Un patient docile, sans nom, sans avenir, sans soins, en errance de diagnostic, victime de l'ignorance et bénéficiaire de la compassion administrée.

Tan Tan a pourtant un vrai nom, inscrit depuis le premier jour sur son dossier : il s'appelle Louis Victor Leborgne. Aucun nom n'est parfait pour un bègue. Il a une vraie profession, il est formier, métier consistant à façonner des moules en bois servant de supports aux fabricants de chapeaux ou de chaussures.

Un jour, il est victime d'une gangrène. Voilà enfin quelque chose qui a un nom et que l'on peut essayer de soigner. Les antibiotiques n'existaient pas encore, mais on pouvait tout de même agir : désinfecter, panser ou, au pire, couper la jambe. La gangrène de Tan Tan est vraiment grave…

Un certain professeur Paul Broca, anthropologue et chirurgien, le fait alors transférer dans son service. L'alliance entre l'anthropologie et le bistouri peut nous étonner aujourd'hui. À cette époque, les cerveaux et les mains se façonnaient de concert, l'agilité cognitive et l'habileté manuelle se complétaient et se renforçaient mutuellement. L'exercice médical se déduisait de l'humain et l'homme en était la première cible ; cet utilitarisme n'était pas encore altéré par l'hyperspécialisation.

Paul Broca s'intéresse à la moelle osseuse et à la moelle épinière, aux malformations congénitales, à la gangrène, à la syphilis, à l'hybridation entre lièvres et lapins, à l'histoire des trépanations au néolithique. Ce pragmatique touche-à-tout a déjà découvert que certains cancers se disséminent par voie veineuse, il a trouvé l'origine musculaire des myopathies. Il ne s'intéresse pas encore au cerveau ni à la parole ; c'est Tan Tan qui va lui ouvrir cette nouvelle porte. Broca est un homme caractéristique de cette fascinante seconde moitié du XIXe siècle, il est au carrefour des savoirs. Mais tout professeur et tout humaniste qu'il est, empli d'expérience et avide de science, il n'arrive pas à soigner la gangrène de Tan Tan qui meurt quelques jours plus tard, le 17 avril 1861, à l'âge de cinquante et un ans.

Faute de pouvoir soigner, la médecine essaie au moins de comprendre. L'autopsie est alors la voie royale pour le diagnostic : c'est la méthode anatomoclinique. On cherche sur le cadavre la lésion qui peut expliquer *a posteriori* les symptômes du vivant. Le patient n'y gagne rien ; la science y gagne parfois beaucoup. Broca dissèque le cerveau de Tan Tan dès le lendemain de sa mort. Il trouve une lésion syphilitique du lobe frontal gauche, plus précisément au sein de la troisième circonvolution. Il fait immédiatement le lien avec son impossibilité de parler.

L'hémisphère gauche du cerveau a longtemps été considéré comme dominant et certains anatomistes avaient déjà suggéré que le siège de la parole devait se trouver à gauche. Broca le pense aussi, mais la science a besoin de preuves. Tan Tan en est la preuve vivante – pardon, la preuve morte. Broca est immédiatement convaincu qu'il a trouvé l'aire cérébrale de la parole. Le jour même de la dissection, le 18 avril 1861, il expose sa découverte devant les sages de la Société d'anthropologie de Paris, qu'il a lui-même fondée quelques années auparavant. Broca y possède une riche collection de crânes et de cerveaux, à l'abri des regards de l'Église et de l'Empire qui n'auraient pas apprécié que l'on puisse trouver le siège de l'âme immortelle et immatérielle dans un morceau de cervelle.

Broca a peu de peine à convaincre ses pairs, et son nom entre immédiatement dans l'histoire de la pensée médicale. Quelques mois plus tard, il aura un peu plus de mal à convaincre les anatomistes. Très vite, cependant, la troisième circonvolution frontale de monsieur Leborgne deviendra l'aire de Broca. Ce nom résonnait mieux que celui de Tan Tan et l'on aurait pu sourire qu'une aire de la parole fût nommée Leborgne. La vraie raison du choix est ailleurs : on a choisi Broca parce que l'histoire de la médecine est ainsi faite, elle met la lumière sur les médecins et s'accoutume de l'anonymat des patients.

Broca nomme « aphémie » le trouble de Tan Tan et décrit ainsi les patients qui en sont atteints : « Ce qui a péri en eux, ce n'est [...] pas la faculté du langage, ce n'est pas la mémoire des mots, ce n'est pas non plus l'action des nerfs et des muscles de la phonation et de l'articulation, c'est [...] la faculté de coordonner les mouvements propres au langage articulé [...][1]. »

---

1 Paul BROCA, « Remarques sur le siège de la faculté du langage articulé, suivies d'une observation d'aphémie (perte de la parole) », *Bulletins de la Société anatomique de Paris*, vol. 36, août 1861, p. 333.

L'aphémie de Broca sera finalement renommée « aphasie ». De nouvelles aires du langage articulé seront découvertes et confirmées par imagerie. Assurément, c'est la troisième circonvolution frontale du cerveau gauche de Louis Victor Leborgne qui a donné naissance à la conception modulaire des fonctions cérébrales.

Le seul hommage qu'il est aujourd'hui possible de rendre à Tan Tan est d'aller voir son cerveau modestement posé depuis cent cinquante ans sur un rayonnage du musée Dupuytren.

2

Les zéros de l'anesthésie

Vaccins, césarienne, anesthésie et morphine : quatre mots qui peuvent résumer les vrais progrès de la médecine, ceux qui ont augmenté les années-qualité de vie de notre espèce. Les vaccins en diminuant le poids de la pression parasitaire, la césarienne en palliant les inconvénients de la bipédie[1], l'anesthésie en permettant la réparation des corps, la morphine en adoucissant l'agonie. La césarienne ne mérite de figurer sur cette courte liste qu'associée à l'anesthésie, puisque toutes les femmes en mouraient avant cette invention. Jusque-là, d'ailleurs, la chirurgie dans son ensemble était avant tout une affaire de barbiers. La chirurgie moderne, celle qui a fait disparaître les boiteries, celle qui a empêché la mort par occlusion intestinale ou péritonite, celle qui a permis toutes les greffes, n'a été possible que grâce aux prouesses de l'anesthésie. L'histoire tumultueuse et pittoresque de cette technique a pourtant été écrite par

1 La bipédie, qui a modifié le bassin des femmes, et notre gros cerveau sont considérés comme à l'origine des difficultés de l'accouchement.

des truands, des forains et par les arracheurs de dents qu'elle a promus à la dentisterie.

Sur l'affiche du spectacle placardée sur les murs de la ville d'Hartford, dans le Connecticut, en cette fin d'année 1844, on peut lire en gros caractères : « Mardi 10 décembre à l'Union Hall, le professeur Colton, maître du gaz hilarant, fera une grande démonstration des effets de ce gaz. 40 gallons seront mis à disposition des spectateurs qui voudront l'essayer. Ce gaz donne envie de rire, de chanter, de danser ou de se battre, selon le tempérament de chacun. Tout sera fait pour la sécurité. Nous ne voulons que des personnes respectables, pas des personnes vulgaires pouvant se livrer à des débordements inconvenants. » Évoquer un risque de débordements est une façon à peine voilée d'attirer le chaland ; ce genre de publicité subliminale est toujours payant. Et la réclame continue sans fioritures : « Tous ceux qui ont essayé une fois essaient une deuxième fois. Il n'y a pas d'exception. Aucun mot ne peut décrire les sensations procurées. » Pourquoi se priver d'une telle parenthèse dans la dure réalité de la vie ? L'affiche n'en est pas à une duplicité près puisqu'il y est précisé que seuls les gentlemen seront acceptés alors qu'une caricature montre une femme bien en chair et à la robe en bataille aspirant le gaz d'un gros ballon.

Depuis sa découverte par Priestley en 1772, l'oxyde nitreux ou protoxyde d'azote était connu pour ses propriétés euphorisantes, d'où son nom de gaz hilarant. Il n'en fallait pas plus pour que les forains s'emparent de ce nouveau révélateur de la diversité humaine. Ils exhibaient déjà des nains et des géants, des obèses morbides, des sœurs siamoises ou des hottentotes callipyges, ils allaient pouvoir exposer les débordements de l'humeur et de l'esprit. Certaines foires possédaient déjà des stands d'inhalation d'éther, les démonstrations de gaz hilarant allaient devenir un grand classique des fêtes populaires. Aux États-Unis, cette activité de cirque permit à un certain Samuel Colt de gagner assez d'argent pour ouvrir une manufacture de revolvers. Il ne restait plus qu'à espérer que les porteurs de Colt n'utilisent pas trop de gaz hilarant. Rien n'était moins sûr… De nos jours, l'association entre les armes à feu et les psychotropes est à l'origine de toutes les tueries de masse.

Le plus célèbre de ces forains était Gardner Quincy Colton, un personnage haut en couleur, un charlatan prétendument professeur, un opportuniste, un assoiffé d'argent. Après avoir commencé des études de médecine, il les avait vite interrompues, comprenant que le gaz hilarant pouvait lui rapporter beaucoup plus que le soin des malades. Son idée de génie avait été de combiner la science et le cirque. Les oripeaux savants permettant souvent de dissimuler la cupidité et d'habiller élégamment la vulgarité, il avait compris qu'un accoutrement noble attirerait les classes plus aisées. Sa qualité de professeur était certifiée par le prix de ses spectacles. Un tarif rutilant fait rutiler ceux qui l'acceptent. Un spécialiste vend des spécialités, et des titres ronflants justifient tous les débordements. De nos jours, un banal haut-parleur miniaturisé voit son prix multiplié par cent lorsqu'il devient prothèse auditive.

Le professeur Colton faisait suivre ses spectacles de conférences également payantes où il dissertait sur les effets physiologiques et psychiques de ce gaz. Mais, aussi dépourvu de perspicacité que ses prédécesseurs qui utilisaient l'éther, il n'avait pas découvert les véritables vertus du gaz hilarant. En cette journée du 10 décembre 1844, il a vingt-neuf ans et sa carrière de forain de luxe va prendre un tournant inattendu…

Ce jour-là, à Hartford, monsieur Horace Wells se promène avec sa femme Elizabeth. Il fait partie de ces rares et nouveaux arracheurs de dents qui ont envie de réparer les dents avant de les arracher. Hélas, réparer une dent est plus long et plus douloureux que de l'arracher. Lui aussi voudrait ennoblir son métier, mais sans tricher. Il est passionné par la recherche. Monsieur Wells et monsieur Colton incarnent ce que la médecine continue à faire de mieux et de pire. L'un met sa pratique au service de la science, l'autre la parodie pour gagner de l'argent.

Horace Wells, découvrant l'affiche du spectacle de Colton, dit à sa femme :

— Et si on y allait pour se détendre un peu ?

— Tu ne veux tout de même pas assister à ce genre de spectacle vulgaire ?

— Mais, regarde, il est professeur et donne une conférence après…

— Et tu te laisses prendre à cet attrape-nigauds ?

— Non, j'ai simplement envie de me changer les idées.

Madame Wells se laisse assez facilement convaincre…

Au début du spectacle, le soir, à l'Union Hall, ils retrouvent Samuel Cooley, un jeune homme qu'ils connaissent bien, car il vient parfois au cabinet dentaire pour les aider. C'est un homme à tout faire, bon vivant ; il travaille principalement chez un apothicaire et n'hésite pas à compléter son ordinaire quand l'occasion se présente. Le couple décide de s'asseoir à côté de lui au premier rang. Madame Wells craint le pire…

Alors que le grand bonimenteur Colton cherche un volontaire, son regard se porte sur le premier rang. Le sang de madame Wells se glace. Colton regarde Horace Wells et lui demande de venir sur scène. Il n'avait pas vraiment prévu cela. Cooley, le voyant hésiter, se déclare volontaire à la place de son patron. Colton semble en être ravi, car l'austérité de Wells n'aurait peut-être pas abouti à la qualité du spectacle que va donner Cooley... Un candidat idéal...

Tout fonctionne à merveille, Cooley éclate de rire, titube comme un homme ivre, brasse l'air avec des mouvements désordonnés et finit par tomber de la scène. En tombant, sa jambe heurte un clou mal enfoncé qui déchire son pantalon et lacère toute la longueur de son mollet. Horace Wells percevant la profondeur de la blessure en étouffe un cri de douleur, alors que Samuel Cooley se relève et se remet à gesticuler sous les éclats de rire de la salle. Colton, ravi des exploits de son premier volontaire, ne remarque rien. Les Wells épongent un peu le sang de leur pauvre ami et le font ramener chez lui.

À la fin du spectacle, ils vont s'enquérir de la santé de Cooley. Ils le trouvent allongé dans une chambre spartiate, grimaçant et serrant les dents.

— Avez-vous très mal ? demande Elizabeth.

— Depuis cinq minutes, c'est vraiment l'horreur, confirme Cooley.

— Comment ça, vous n'avez pas eu mal avant ? s'étonne Horace qui se penche pour examiner son mollet.

Le genou a doublé de volume sous l'effet d'un hématome, la blessure du mollet est profonde, elle saigne encore un peu.

— Mais vous n'avez vraiment rien senti après votre chute ? insiste Horace.

— Non, en revanche maintenant, j'ai de plus en plus mal.

— Je vous remercie vivement, lui dit Horace

Sa femme et Samuel le regardent avec ébahissement. Aurait-il perdu la tête lui aussi ?

— Oui, je pense que c'est le gaz hilarant qui vous a empêché de souffrir, poursuit Horace.

— Je crois bien que j'ai fait l'imbécile, dit Samuel, à vrai dire, je ne me souviens pas exactement de tout.

— Non, vous avez été parfait. Je vous remercie vivement, répète Horace avec insistance.

Lorsque le couple Wells quitte le logement de Samuel, Elizabeth veut comprendre. Son mari lui dit simplement qu'il vient de révolutionner l'art des arracheurs de dents et qu'il va enfin pouvoir devenir dentiste.

Le lendemain, Horace Wells demande à son associé de lui arracher une molaire qui le fait souffrir depuis quelque temps et prie parallèlement le bonimenteur-professeur Colton de venir à son cabinet muni de son gaz hilarant. Il pense qu'il lui en faudra une forte dose pour éviter la douleur. Au moment de l'opération, il aspire profondément le gaz au point d'en pâlir. Voyant cela, son associé hésite à intervenir mais finit par accéder à la demande insistante d'Horace, lequel s'évanouit vaguement pendant l'intervention.

— Alors, tu l'as extraite, cette molaire ? demande Wells à son confrère.

— Comment ça, tu ne l'as pas senti ? J'ai forcé comme un âne.

— Si, si, j'ai senti l'équivalent d'une piqûre de moustique.

Et il se met à émettre des rires tonitruants entrecoupés de hourrahs. Les effets du gaz hilarant.

Horace Wells vient tout bonnement d'inventer l'anesthésie générale en l'expérimentant sur lui-même. Il arrive que les médecins soient leurs propres cobayes. C'est le cas des Canadiens Frederick Banting et Charles Best qui testèrent l'insuline en se l'injectant mutuellement en décembre 1921, tournant eux aussi l'une des plus belles pages de l'histoire de la médecine.

Pour l'anesthésie générale, on peut considérer que le patient zéro est Samuel Cooley, qui a fait le pitre sous le regard médusé d'Horace Wells. Avant eux, l'éther et le protoxyde d'azote n'étaient que des amusements pour forains cupides et professeurs sans créativité. Pour que l'intérêt scientifique du gaz hilarant apparût, il suffisait de tourner un commutateur dans le cerveau d'un observateur. Wells a été cet observateur et Cooley a été son cobaye impromptu. Wells est à la fois le découvreur et le patient n° 1 de l'anesthésie générale. Pour une fois, le patient ne peut être ignoré, puisque c'est la même personne que le médecin.

Mais la médecine est ingrate et son histoire est souvent injuste. Celui que l'histoire a retenu comme l'inventeur officiel de l'anesthésie générale est un autre personnage : un certain William Thomas Green Morton. Un fieffé truand qui achetait des biens à crédit et les revendait en se sauvant avec l'argent. Il avait commencé des études de dentiste et avait été dans l'obligation de s'enfuir avant de les terminer. Il avait vingt-trois ans quand il avait rencontré Horace Wells à Hartford. C'était en 1842, deux ans avant notre histoire. Il avait alors décidé de se refaire une honnêteté en suivant les conseils de son aîné et en s'associant à lui. Puis il l'avait vite quitté pour s'installer ailleurs en profitant de ses leçons.

Morton n'est donc pas présent en décembre 1844 lorsque son ex-associé Wells découvre les vertus du protoxyde d'azote. Mais Morton profitera honteusement de la malchance de Wells dans les mois suivant sa découverte…

Après avoir anesthésié plusieurs patients avec succès, Wells décide de faire connaître sa découverte. Il la présente début 1845 au Massachusetts General Hospital devant le célèbre chirurgien et professeur John Warren, ses étudiants et des spectateurs venus pour l'occasion. Wells administre le gaz à un étudiant venu se faire enlever une dent. Malencontreusement, le masque d'inhalation est enlevé trop tôt et l'étudiant hurle au moment de l'intervention. L'étudiant a-t-il hurlé pour faire plaisir à son professeur John Warren qui ne croyait pas du tout à cette histoire d'anesthésie générale ? On ne le saura jamais. Comment un chirurgien, un mandarin, un notable, pouvait-il prêter foi à la découverte d'un arracheur de dents ?

— Foutaises, foutaises ! crient en chœur le professeur Warren, ses étudiants et les spectateurs devant l'échec public de l'expérimentation de Wells.

Morton assiste à cet affront subi par son ancien maître et associé. Il lui demande le soir même de recommencer et l'anesthésie fonctionne à merveille. Morton est séduit et imagine tout l'argent qu'une telle découverte peut rapporter. Il ne peut cependant pas trahir son maître aussi vite et aussi ouvertement. Morton décide alors d'utiliser l'éther qui se révèle être aussi efficace, quoique apparemment moins bien supporté. Éther contre protoxyde d'azote sera son combat, combat plus noble que celui d'un élève contre son maître. De plus, Morton est bien plus habile et plus séducteur. L'histoire de la science est aussi politique.

Le vendredi 16 octobre 1846, après plus d'un an d'essais, Morton est au point. Il a vingt-sept ans. Devant le même John Warren, dans le même Massachusetts General Hospital de Boston, il réédite la démonstration de Wells sur un homme porteur d'une grosse tumeur du cou. Le patient ne sent rien. C'est un triomphe d'applaudissements. Ce jour devient le fameux *Ether Day*, marquant la naissance officielle de l'anesthésie générale. La salle de cette victoire usurpée est rebaptisée *Ether Dome*, estampillée comme le lieu de son invention. Le prestige du cadre convient mieux à une telle découverte qu'une baraque foraine.

Comme tant d'autres, Morton avait compris que le seul génie ne suffit pas pour marquer l'Histoire, il faut aussi choisir le bon public, le bon endroit et le bon moment. Sur sa tombe figure l'inscription suivante : « Inventeur et révélateur de l'anesthésie par inhalation : devant qui, de tous les temps, la chirurgie était une agonie. Par qui la douleur en chirurgie a été évitée et annulée. Depuis lors, la science contrôle la douleur. » Cette épitaphe devrait être celle de Wells.

Entre-temps, Wells a continué à opérer avec son protoxyde d'azote. Il a vite compris qu'il ne pourrait jamais rivaliser avec le rusé Morton. Il tente l'aventure à Paris, puis revient à New York après avoir lu un article sur l'usage du chloroforme en anesthésie. Wells essaie donc le chloroforme sur lui-même comme il l'avait fait avec le gaz hilarant. Cette erreur lui sera fatale. Il ignore que le chloroforme entraîne de fortes addictions, surtout chez les personnes psychiquement prédisposées. Wells devait être de celles-là. Il perd la raison. En janvier 1848, il est emprisonné pour avoir projeté de l'acide sulfurique sur le visage de deux prostituées. Il se suicide en prison la même année en se sectionnant l'artère fémorale. Il fallait probablement l'association du chloroforme et d'une maladie bipolaire pour en arriver là.

Revenons à Morton et à son succès avec l'éther. Pour lui, comme pour beaucoup d'Américains, une idée n'est vraiment bonne que si elle rapporte beaucoup d'argent. Malheureusement, il ne peut pas faire breveter l'éther déjà connu de tous. Il fabrique alors un mélange d'éther et d'huile d'orange qu'il baptise « Letheon ». Nul n'est dupe, chacun comprend que seul l'éther fonctionne. Créer ou prolonger un brevet en ajoutant un quelconque adjuvant à un produit connu et en lui inventant de nouvelles propriétés est une combine qui a fait recette, un tripatouillage devenu d'usage courant dans l'industrie pharmaceutique. Morton aura au moins inventé cela.

Enfin, n'oublions pas le troisième larron de l'aventure rocambolesque de l'anesthésie générale, celui par lequel tout a commencé, Colton le forain. Il a poursuivi la dentisterie et créé une entreprise avec deux autres dentistes pour promouvoir l'anesthésie au protoxyde d'azote. Puis, estimant qu'il ne gagnait pas assez d'argent, il a tenté l'aventure de la Ruée vers l'or dans l'Ouest américain. Son manque chronique de perspicacité l'a fait échouer dans cette nouvelle aventure. Il est alors retourné à la dentisterie et au protoxyde d'azote, ses vocations d'emprunt !

Pendant des années après la découverte d'Horace Wells, la pratique de l'anesthésie générale a navigué entre le chloroforme, l'éther, le protoxyde d'azote et divers mélanges de nouveaux produits. Lorsqu'en 1880 la pratique est devenue sûre et bien codifiée, la chirurgie est alors résolument entrée dans la modernité. Auparavant, elle était « externe », n'opérant que sur les dents, les abcès, les fractures, les plaies et toutes parties facilement accessibles au bistouri. Ensuite, elle est devenue « interne », capable de pénétrer au plus profond du corps et des organes. Les appellations « externes » et « internes » qui désignent nos carabins actuels proviennent de cette révolution de l'anesthésie que nous devons à un forain, à un pitre, à un arracheur de dents et à un truand qui a su séduire un minable mandarin.

3

L'âme de Phineas

Les ingénieurs de la Central Vermont sont perplexes, il faut limiter au maximum les coûts de construction. Fondée en 1843, leur compagnie de chemins de fer n'a que cinq ans ; ils ont pu décrocher le contrat pour relier le Vermont au Canada grâce à un budget prévisionnel serré.

Dans le Vermont, la petite colline juste au nord de Cavendish est en roche très dure. S'ils décident de passer par le rocher, il faudra une tranchée de plus de deux kilomètres ; si, au contraire, ils choisissent de contourner la colline, il faudra compter au moins dix kilomètres de voie supplémentaire. Il serait préférable pour la durée des voyages de choisir la ligne droite, mais cela s'annonce plus coûteux. Leurs avis sont partagés. Ils décident de convoquer les contremaîtres pour trouver la meilleure solution.

Phineas Gage a fait partie des premiers ouvriers de la compagnie, il avait juste vingt ans au moment de son embauche. Vigoureux, posé, travailleur, il a donné toute satisfaction et a vite gravi les échelons. Sa réponse est rapide et précise : il faut traverser le rocher ; ils ont acheté une nouvelle poudre explosive très efficace et la roche présente des failles faciles à disloquer. C'est à messieurs les ingénieurs de décider, dit Phineas avec respect. Comme il ne s'est encore jamais trompé et que son tempérament calme et serein impose le respect et l'écoute des ouvriers, c'est décidé, on va percer cette foutue colline. On économisera du gravier, de la traverse et du rail.

En ce 13 septembre 1848, Phineas met de la poudre au fond du trou qu'il vient de faire avec sa barre à mine. Six kilos de métal pour une barre de plus d'un mètre, un outil ordinaire pour ce jeune homme athlétique. Il n'a pas encore mis le sable de sécurité destiné à éviter une explosion intempestive avant la mise à feu.

Un de ses ouvriers l'appelle, il se retourne, laisse échapper la barre à mine qui tombe au fond du trou de forage. L'explosion est immédiate, terrible. La barre est projetée à la vitesse d'un obus, elle traverse verticalement la joue gauche, fait exploser l'œil, puis ressort au milieu du crâne de Phineas, juste derrière le front. Des morceaux d'os et de cerveau volettent au-dessus de sa tête, et la barre atterrit vingt mètres plus loin. Son ouvrier regarde ébahi, il essaie de crier, pas un son ne sort de sa bouche. C'est le bruit de l'explosion qui fait se retourner tous les autres.

Phineas ne tombe pas, il vacille, pose un genou à terre. Tous les ouvriers se précipitent vers lui, les plus endurcis de ses collègues ont de la peine à supporter la vue de la plaie. Le plus incroyable est que Phineas leur parle, certains mots sont compréhensibles : dur… mal… œil… barre… Il ne semble pas vouloir mourir tout de suite. Au secours. Vite. Une charrette fera l'affaire. Le docteur de Cavendish s'appelle Harlow.

Dans la charrette, Phineas a quelques convulsions, puis il parle de façon plus intelligible, il ne se plaint pas trop d'avoir mal. Arrivé devant le cabinet du docteur Harlow, il essaie de marcher sans aide. Le médecin porte ses deux mains à la bouche en le voyant. Phineas lui dit alors avec une sérénité peut-être feinte : « Je crois que vous allez avoir du boulot… »

L'histoire de Phineas Gage est la plus connue de tous les neurologues du monde entier et même du grand public, car elle a permis de comprendre les fonctions du lobe frontal. Le lobe de l'humeur, de la morale, de l'empathie, de la socialisation. Pas moins que ça.

En effet, Phineas a guéri sans paralysie, sans grosses séquelles en dehors de la perte de son œil droit. Les os du crâne et de la face se sont ressoudés et les cicatrices sont devenues regardables. Une belle santé. Pourtant bien des choses ont changé dans sa vie et celle de ses proches. Des choses qui n'étaient pas vraiment du ressort de la médecine.

Cet homme serviable, paisible, lisse, honnête et bienveillant est devenu capricieux, agressif, tricheur, instable, grossier et menteur. Il a changé plusieurs fois de pays et de métier : palefrenier, conducteur de diligence et éleveur de chevaux grâce à quelques indemnités perçues pour son accident. Il a même participé à des exhibitions nomades, tenant sa barre à mine en main comme un sceptre. Lui, le contremaître modèle et avisé des chemins de fer, devenu roitelet de foire.

Après dix années d'errance professionnelle et caractérielle, il est revenu près des siens à San Francisco, où il a fini par mourir, à l'âge de trente-six ans, d'un état de mal épileptique après une forte crise. La barre aura fini par gagner. La médecine aussi, puisque chacun connaît désormais les troubles comportementaux occasionnés par le syndrome frontal et le rôle du lobe du même nom, un lobe pas indispensable à la vie, mais nécessaire à la vie en société.

Phineas Gage, patient zéro de la neurophysiologie de l'humeur, pourfendeur traumatisé de la morale. C'est sa barre à mine qui a trouvé le siège de l'âme.

4

Les trois héroïnes de l'hystérie

On ne saura jamais quel a été le patient zéro de l'hystérie. Le promoteur de cette maladie pourrait être le serpent qui a incité Ève à donner la pomme défendue à Adam. La nudité leur apparut alors comme une menace, puis la sexualité comme un danger permanent. L'hystérie du paradis terrestre était alors unisexe et le port de vêtements en a été le premier symptôme.

Dans l'Égypte pharaonique, l'hystérie est devenue sexuée, elle ne concernait plus que le genre féminin, car la médecine était une exclusivité masculine. Les maladies où le corps s'exprimait de façon incompréhensible ne pouvaient toucher que des femmes. Les symptômes erratiques de l'hystérie étaient interprétés comme une errance de l'utérus à travers toutes les parties du corps. Pour ramener l'utérus à sa place, les médecins prescrivaient des fumigations de cire brûlée à l'entrée du vagin. On ignore les résultats de cette méthode ; on peut au moins supposer que le mal changeait de nature.

Plus tard, c'est l'exorcisme qui devint le traitement idéal, suite au diagnostic alléguant une possession du corps par le démon. Il s'agissait toujours du corps des femmes, car les thérapeutes, tous mâles, étaient également prêtres et ne pouvaient être pénétrés par le démon, ou alors avec la discrétion qui convient aux hommes d'Église.

Beaucoup plus tard, quand les symptômes de l'hystérie ont été mis en évidence chez les mâles *sapiens*, il a bien fallu innocenter l'utérus et le démon. On a alors choisi le cerveau comme siège de la maladie ; il eût été inconvenant de choisir la prostate ou les testicules.

Lorsque l'hystérie a commencé à devenir un vrai sujet de psychiatrie médicale, elle est restée longtemps sexuée : médecins mâles et patientes femelles. Cette hystérie moderne a débuté par deux ou trois décennies de médicalisation romantique. Les plus belles pages de ce mélodrame sexuel et clinique ont été écrites dans les années 1870-1890 par trois femmes résolument sensuelles qui se sont livrées avec complaisance à des expérimentateurs résolument scientifiques. L'histoire de chacune de ces patientes reste suspecte de dévoiement, puisque les narrateurs originels ont tous été des mâles, neurologues ou psychiatres, empêtrés dans une sexualité gênant leur démarche clinique. Quoi qu'il en soit, chacune de ces trois patientes peut revendiquer la place de patiente zéro de l'hystérie médicale moderne.

Augustine

Louise Augustine Gleizes n'a connu que l'adversité. Mise en nourrice à la campagne dès sa naissance, elle a échappé à la mort qu'avaient connue ses trois frères et sœurs et que connaissaient nombre d'enfants dont les parents ne pouvaient s'offrir des nourrices expertes.

Ses parents, domestiques dans une famille bourgeoise, n'ayant pas le temps de s'en occuper, elle passa son enfance dans un internat religieux. C'est là qu'elle découvrit progressivement son corps en compagnie de quelques copines avec lesquelles elle partageait les tripotages et les punitions qui en découlaient. Pendant les week-ends et les vacances à Paris, ses parents, constamment affairés, la laissaient aux soins d'Antoine, son frère aîné, issu des relations forcées de sa mère avec son patron : un certain monsieur C. Ce demi-frère, mature avant l'âge, avait implicitement décodé les secrets des copulations entre adultes et il en tirait une fierté tapageuse.

Augustine – son second prénom avait été retenu par l'usage – avait treize ans lorsque sa mère décida qu'elle était apte à travailler. Il était trop tôt pour marier cette fille au caractère rebelle et au corps incomplètement façonné par la puberté. Il fallait la caser d'une autre façon. Après de sinistres négociations d'alcôve avec son amant violeur et patron, elle réussit à obtenir de lui qu'il la prenne à son service. La domesticité a une forte héritabilité, encore plus tenace que les servitudes foncières. La mère ne pouvait pas ignorer que sa fille subirait à son tour le viol hiérarchique, corollaire des préceptes et tabous religieux qui structuraient la vie des demeures bourgeoises. Néanmoins, la promesse d'une bonne place avec garantie de gîte et de couvert supposait quelques sacrifices. Dieu pardonne aux maquerelles, à condition qu'elles soient pauvres, et aux violeurs, à condition qu'ils soient mondains.

Monsieur C. – c'est ainsi que l'histoire a discrètement retenu le nom du maître de maison – a plus de peine à soumettre Augustine à ses avances. La gamine se montre instable et bizarrement rebelle. Elle a des poses de séduction qui augurent l'acquiescement et des gestes d'exaspération qui dépassent ce que lui octroie son statut. Il est obligé d'en arriver à des conduites extrêmes qu'il n'aurait pas imaginées. Il finit par obtenir une rapide copulation sous la menace d'un rasoir. Ces choses-là n'ont habituellement pas cours dans une bonne maison catholique. Le lendemain du viol, Augustine est prise de maux de ventre et de vomissements ; cette ingrate ignore décidément les convenances. Ses symptômes sont si ostentatoires qu'ils obligent à convoquer le médecin de famille. Augustine s'enferme alors dans un mutisme entrecoupé de regards accusateurs. Le médecin ne l'examine pas. À quoi bon ? Chacun sait bien que les maux de ventre des jeunes filles sont dus aux règles. Monsieur C., sa femme et la mère d'Augustine sont satisfaits de ce verdict céleste, de ce diagnostic général dont le mérite est d'éviter le particulier.

Malencontreusement, Augustine récidive quelques jours après, sous forme d'une étrange crise de convulsion. Monsieur C. n'a pas d'autre choix que de la congédier, l'atmosphère devient pesante, il redoute une indiscrétion fatale à l'harmonie de son couple.

Lors de la deuxième convulsion, le diagnostic du médecin convoqué par les parents tombe sans ambiguïté : il s'agit d'une hystérie. Progressivement, les symptômes se succèdent à un rythme rapide : tremblements et mouvements désordonnés, insensibilité du côté droit, contractions musculaires et paralysie de la jambe droite. L'hospitalisation est la seule solution. Louise Augustine Gleizes n'a que quatorze ans lorsqu'elle entre à l'hôpital de la Salpêtrière en 1875.

Augustine n'a eu ni parents dignes de ce nom, ni confidents, ni protecteurs. Son seul allié est son propre corps, le seul vraiment libre de s'exprimer. C'est ici, à la Salpêtrière, que cette expression corporelle va connaître son apogée...

La photographie était un art naissant dont les artistes n'hésitaient plus à aborder tous les sujets. Aucun photographe n'était encore entré dans un hôpital ; le premier à oser le faire pénètre à la Salpêtrière peu de temps après Augustine. Il est fasciné par cette fille à la beauté inachevée qui, après des contorsions disgracieuses, se fige en des postures lui conférant une grâce troublante. Il perçoit immédiatement le potentiel photogénique de ces attitudes à teneur passionnelle. Il transformera Augustine en star de la Salpêtrière et en archétype de la crise d'hystérie.

Le professeur Jean-Martin Charcot était alors le maître des lieux. Neurologue de réputation mondiale, il avait hérité de ce service abritant une centaine d'épileptiques et hystériques, majoritairement des femmes. Comme tous les médecins de cette époque, il utilisait la méthode anatomoclinique consistant à noter minutieusement tous les symptômes d'une maladie au cours de la vie du patient, puis à pratiquer une autopsie après sa mort afin d'établir le lien entre les symptômes et des lésions organiques, tissulaires ou cellulaires. Cette méthode a fondé la médecine moderne. Lorsque l'autopsie ne révélait aucune anomalie visible à l'œil nu ou au microscope, on en concluait que la maladie n'était pas organique, mais résultait d'un trouble fonctionnel. Charcot n'arrivait pas à comprendre comment une maladie possédant autant de symptômes neurologiques que l'hystérie ne repose sur aucune lésion décelable du système nerveux. Son ambition de clinicien et son statut d'éminent neurologue l'incitaient à décrypter à tout prix la physiopathologie de cette maladie réfractaire à la science.

Ayant vu les photographies d'Augustine, il demande à être averti de la survenue de ses crises. Requête d'autant plus accessible que les crises étaient nombreuses. Il est fasciné à son tour par cette patiente qui déroule tous les stades et symptômes de l'hystérie avec une régularité et une précision didactique. Pâmoisons, contorsions, postures tétaniques, inconsciences suivies d'un réveil amnésique ou délirant. Rien ne manquait. Il décide immédiatement de faire d'Augustine son modèle clinique. Il en fera son « chef-d'œuvre »...

Charcot, mandarin ambitieux et mondain, avait organisé un système de médiatisation que l'éthique réprouverait aujourd'hui. Au-delà des leçons à ses internes, il avait mis en place les « leçons du mardi matin » afin d'exposer ses plus beaux cas cliniques. Journalistes, médecins, notables et politiciens se précipitaient à ces réunions scientifico-mondaines de renommée européenne.

Augustine, qui présentait entre autres avantages une très grande réactivité à l'hypnose, expérimentation thérapeutique alors en pleine expansion, devint vite la star de ces leçons-spectacles. Après avoir expliqué que l'hypnose provoquait un état dissociatif du cerveau dont une partie reste éveillée pendant que l'autre dort, Charcot en faisait la preuve sur Augustine en déclenchant à loisir une paralysie sur un membre, paralysie qu'il pouvait guérir d'un seul mot ou d'une simple pression sur le membre concerné. Il précisait que les hystériques étaient particulièrement sensibles à la suggestion et à l'hypnose et que c'était là un des traits essentiels de la maladie. Une pression sur la paupière entraînait l'inconscience de sa patiente, une nouvelle pression la réanimait. On ne saura jamais si le public venait pour des motivations scientifiques ou pour le spectacle des postures à forte teneur érotique de la belle Augustine, postures que le professeur Charcot déclenchait à façon.

La maladie d'Augustine connut un paroxysme en 1877, année au cours de laquelle on dénombra 1 296 crises, soit trois à quatre par jour ! Elle fut pourtant déclarée guérie deux ans plus tard, en 1879. Elle passa alors du statut de patiente à celui de servante à l'hôpital. Irréversibilité de la servitude. Malgré sa guérison officielle, elle continua de se prêter aux expériences de Charcot. Le professeur était-il fasciné par Augustine au point de courir le risque d'être discrédité, voire ridiculisé ? Les leçons du mardi matin se mirent à ressembler davantage à des spectacles de foire qu'à des leçons de médecine. En un tournemain, Charcot faisait entrer Augustine en catalepsie, son corps devenait maniable comme celui d'un pantin de caoutchouc. Les spectateurs étaient autorisés à venir la manipuler. Charcot d'un seul mot réveillait alors sa patiente en déclenchant des hallucinations de réveil où il lui arrivait de parler d'un homme qu'elle désirait et qui se refusait à elle.

On accusa Charcot d'avoir perdu la raison, d'avoir transformé une folle en objet sexuel dont il profitait pour sa gloire et pour son plaisir. Inévitablement, on les accusa d'être amants. Progressivement, cette ancienne star, cette mascotte de la Salpêtrière, ce mannequin de l'hystérie qui avait tourneboulé le professeur Charcot devint honnie. Ses célèbres photos se couvrirent de commentaires méchants et obscènes. Augustine rechuta pour de vrai et dut être hospitalisée de force. En 1880, elle réussit à s'enfuir de l'hôpital en se déguisant en homme.

Charcot n'en perdit pas pour autant sa réputation de grand neurologue. Plusieurs maladies et symptômes neurologiques portent son nom. Ses cours ont continué à être suivis par de nombreux médecins de toute l'Europe. En 1885, il reçut un jeune élève autrichien qui s'intéressait particulièrement à l'hypnose et à l'hystérie, un certain Sigmund Freud.

Pour les historiens, Augustine est présentée comme le jouet et le faire-valoir de Charcot. Pour la littérature et le cinéma, c'est plutôt Charcot qui a été le jouet et le faire-valoir d'Augustine. Augustine était une féministe à sa manière.

L'hystérie, dont l'histoire clinique est fondée sur les ambiguïtés et les mensonges de la relation médecin-patient, n'a pas encore dévoilé ses mystères physiopathologiques.

Emmy von N.

La baronne Fanny Sulzer-Wart de Winterthur porte deux étendards : la richesse et la beauté. Sa famille de la noblesse bavaroise est l'une des plus fortunées de Suisse.

À vingt-deux ans, elle épouse Heinrich Moser, de quarante-trois ans son aîné, et riche propriétaire des horlogeries Moser. Il décide d'en faire son unique héritière, prix logique à payer pour la différence d'âge. Comme prévisible, son vieux mari meurt, la transformant en une jeune veuve doublement riche. Les oriflammes de sa fortune et de sa beauté se transforment rapidement en fardeaux sous le double poids des gestionnaires et des courtisans.

Elle développe alors un nombre impressionnant de symptômes hystériques dont la complexité se doit d'être à la hauteur des meilleurs experts. Les symptômes des pauvres sont beaucoup moins convoités que ceux des riches. C'est un point sur lequel la médecine a peu évolué.

Auguste Forel, notoirement connu comme partisan de l'eugénisme racial, est le premier à être convoqué pour la soigner. Comme souvent, la compétence n'est pas le seul critère dans le choix des médecins, elle doit impérativement être assortie de critères sociaux compatibles avec ceux du patient. Pour un nanti ou un notable, il serait inconvenant ou indécent d'être examiné par un médecin soignant les pauvres et les sans-grade. La compétence acquise dans les livres et sur les litières ne pourra jamais rivaliser avec celle qui a été acquise dans les salons. C'est pourquoi le grand Eugen Bleuler est, à son tour, appelé au chevet de Fanny. Ce spécialiste de la schizophrénie fait preuve de plus de prudence et de sagesse que Charcot avec Augustine ; il ne souhaite pas s'aventurer dans les dédales du cerveau de Fanny et il déclare forfait. Plusieurs autres psychiatres défilent dans le château de la baronne et ressortent vaincus. Les riches héritières sont moins dociles que les misérables servantes.

Fanny a quarante et un ans en 1889 lorsqu'elle décide de faire le voyage jusqu'à Vienne où un médecin du nom de Josef Breuer s'est fait une renommée en soignant par l'hypnose. Cette méthode cathartique est réputée venir à bout de quelques hystéries. Ce psychiatre autrichien semble aussi réticent que Bleuler, son confrère suisse, à aborder le cas de l'exubérante Fanny. Il préfère la confier à un jeune collègue du nom de Sigmund Freud. Celui-là même qui, quatre ans plus tôt, avait été séduit par les spectacles de Charcot et avait fermement décidé de se faire un nom autour de l'hystérie.

Freud est immédiatement attiré par cette patiente. Nul ne sait quelle a été la nature de cet attrait : médical, sexuel ou plus probablement les deux. Il est certain qu'il décide d'en faire un cas d'école au service de sa propre carrière. On pourrait croire que l'hystérie féminine n'a eu d'autre but que de servir l'ambition masculine. Les femmes ont toujours été les piliers des diverses Églises qui les ont méprisées et exploitées. Je n'ai pas d'hypothèse anthropologique valable pour ce constat.

Freud décrit le cas de Fanny avec minutie : troubles spasmodiques de la parole allant jusqu'au bégaiement, mouvements convulsifs des mains et du visage. Il fait d'étonnantes comparaisons entre certaines intonations de sa voix et le son final qu'émet le coq de bruyère lors de l'accouplement. Ce rapprochement aurait justifié que Freud fût analysé à son tour par un confrère ; ce ne fut pas le cas. Freud propose à Fanny plusieurs séances d'hypnose ainsi que des massages, pour une durée de deux ans.

La légende raconte que la méthode cathartique de Freud aurait eu un peu plus d'effets que celle de Breuer. Si tel est le cas, la rémission fut de courte durée, et la valse des psychiatres a continué autour de Fanny, en Suisse, en Autriche et jusqu'en Suède. Le diagnostic tombe toujours comme un couperet : hystérie irréductible, hystérie rebelle, très belle hystérie. La légende dit aussi que Freud aurait inventé le mot hystérie pour cette patiente, ce qui est faux.

Il est certain que leurs relations se sont tendues et que l'évocation sexuelle y a pris une part grandissante. Difficile de connaître les secrets des cabinets de ces consultations psychanalytiques débutantes puisque les cas n'étaient relatés que par les médecins tenanciers. Freud a lui-même rapporté que leurs rencontres se chargeaient progressivement d'une lourde atmosphère sexuelle. Fanny lui aurait étrangement demandé un jour de ne pas bouger, ne pas parler et ne pas la toucher. Par ailleurs, elle devenait de plus en plus sceptique sur l'efficacité de ce traitement cathartique, et ils auraient décidé de l'interrompre d'un commun accord.

Nous ne connaîtrons jamais la vérité des relations entre ces nouveaux cliniciens aventuriers de l'âme et leurs riches patientes. Ces narrateurs sont restés évasifs sur la nature de leurs succès cliniques et ils ont fort élégamment utilisé des pseudonymes pour leurs patientes. À la différence de l'Augustine de Charcot, le cas de Fanny Moser a été relaté par Breuer et Freud sous le célèbre pseudonyme d'Emmy von N.

Anna O.

La troisième patiente zéro de cette saga de l'hystérie moderne se nomme Bertha Pappenheim. Elle est bien plus connue sous le pseudonyme d'Anna O. constitué avec les lettres précédant alphabétiquement ses deux vraies initiales.

Bertha ou Anna, comme l'on voudra, est née en 1859. Elle ne ressemble en rien à ses deux précédentes rivales historiques, prouvant que l'hystérie est une touche-à-tout, bien qu'elle ne touche pas encore officiellement les hommes. La parité en ce domaine viendra bien plus tard, avec la preuve académique de l'universalité du psychisme et de l'âme...

Bertha est issue du milieu de la bourgeoisie juive orthodoxe et, malgré un tel pedigree, elle a opté pour la difficile voie de l'agnosticisme. Ce qui ne manque pas d'un certain panache. C'est une féministe active et une militante sociale. Elle reste connue comme la principale fondatrice du travail social en Allemagne. Elle parle couramment cinq langues et a des talents poétiques. Tous les observateurs la décrivent comme sérieuse, très intelligente et sensible au sort des plus démunis.

Dès l'âge de dix-neuf ans, elle se met à accumuler presque tous les symptômes classiques de l'hystérie : des contractures et des paralysies qui changent inopinément de côté du corps, des anesthésies cutanées qui ne correspondent pas aux territoires des nerfs sensitifs, des troubles visuels, une toux incessante. Parfois, il lui arrive de ne plus comprendre l'allemand, sa langue maternelle. Elle a aussi des périodes de confusion, des absences de mémoire, des épisodes d'anorexie. Elle a tout particulièrement un dégoût de l'eau (hydrophobie).

C'est encore Breuer qui est amené à prendre en charge cette patiente. Il faut dire qu'il est l'un des rares médecins de cette époque à ne pas mépriser les hystériques. Il se montre bienveillant à leur égard et a honnêtement envie de leur venir en aide. De plus, il est convaincu que sa méthode cathartique est la seule capable de les soulager. Bertha se révèle en être une candidate idéale. Il affine avec elle sa méthode d'hypnose en y adjoignant parfois des massages relaxants et surtout en faisant parler sa patiente. Il compare cette cure par la parole à un « ramonage de cheminée », car il définit l'hystérie comme un trouble psychique lié à des réminiscences incomplètes. Il prétend avoir d'excellents résultats sur certains symptômes et il relate une séance au cours de laquelle il a réussi à faire disparaître définitivement l'hydrophobie de Bertha.

Son jeune confrère et compatriote Sigmund Freud est impressionné par ce récit et noue des relations professionnelles fortes avec Breuer. Il prend Bertha en charge à son tour et décide de développer la cure par la parole au détriment de l'hypnose. Il voit en cela le meilleur moyen de donner un cours nouveau à ses recherches et à sa carrière.

Hélas, les symptômes de Bertha demeurent erratiques et récidivent régulièrement malgré quelques rémissions de courte durée abondamment décrites par Breuer et Freud. Il est encore difficile aujourd'hui de démêler le vrai du faux dans l'histoire d'Anna O. telle qu'elle est écrite dans les *Études sur l'hystérie* que Breuer et Freud ont cosignées en 1895. Freud avait résolument décidé de faire de Bertha le cas fondateur de la psychanalyse et son premier succès clinique. Bertha serait son « chef-d'œuvre » comme Augustine avait été celui de son maître Charcot.

En plus d'incessantes crises d'hystérie, Bertha est atteinte de la tuberculose à vingt et un ans et fait plusieurs rechutes et plusieurs séjours en sanatorium. Rien de tout cela n'entrave son activisme. Elle crée un orphelinat qu'elle dirige pendant douze ans. En 1904, elle fonde la Ligue des femmes juives ainsi qu'une institution d'enseignement qui leur est dédiée. Elle se montre également très active contre la prostitution et parcourt plusieurs pays pour sensibiliser l'opinion sur ce thème. Elle publie, sous le pseudonyme de Paul Berthold (ses initiales inversées), des contes de fées, des prières et une pièce de théâtre où évoluent divers personnages féminins exploités par des hommes.

Tout a été dit sur cette héroïne de la psychanalyse. Plusieurs médecins et historiens ont recoupé les divers écrits de Breuer et Freud ainsi que des sources annexes. Il en ressort que Bertha a fait un transfert amoureux sur Breuer et que la teneur sexuelle, fantasmatique ou réelle, des consultations est parvenue aux oreilles de madame Breuer qui aurait alors fait une tentative de suicide.

Selon toute évidence, Bertha n'a jamais guéri de ses symptômes hystériques. Breuer a fini par la faire interner et l'a traitée à la morphine dont elle est devenue dépendante. Le plus surprenant est que Freud, informé de cet échec, a poursuivi dans la mystification du cas clinique d'Anna O.

*

Ces trois patientes révèlent que l'histoire de l'hystérie moderne ressemble à une succession de mensonges cliniques. Par la suite, la psychanalyse a poursuivi dans la voie des mystifications, provoquant de violentes critiques du corps médical. Pour se soustraire à son jugement, les psychanalystes ne se sont pas seulement émancipés de la médecine ; ils ont délibérément choisi de s'exclure du champ de la science. Ils n'en ont pas moins réussi à exercer un magistère intellectuel sur la psychiatrie jusque dans les années 1980.

Quant à l'hystérie, elle a disparu du vocabulaire officiel de la santé mentale. Plus aucun médecin n'oserait prononcer ce mot évoquant le machisme historique de leur profession. Ses divers symptômes persistent cependant en médecine clinique et ont reçu le nom plus discret et plus exact de « troubles somatomorphes » (ou somatoformes). Littéralement, un trouble somatoforme a la forme (*morpho*) d'un trouble du corps (*soma*) sans en être un ; il provient de l'esprit et se manifeste par un symptôme corporel de la sphère neurologique et sensorielle : douleur, paralysie, bégaiement, aphonie, vertige, etc. On parle parfois de « conversion » pour expliquer ce passage du psychique au somatique. Il faut à cet égard rendre justice à la psychanalyse sur un point. Dans le domaine des troubles somatoformes, la psychothérapie peut avoir des résultats rapides, lorsque les médecins laissent parler les patients et parviennent avec bienveillance à expliquer l'origine psychique des symptômes.

La spasmophilie et le trouble panique ne sont pas des troubles somatomorphes. Les crises paroxystiques illustrées par Augustine, Fanny et Bertha ont reçu le nom savant de « crises non épileptiques psychogènes » (CNEP) ; à la différence des épileptiques, l'électro-encéphalogramme des patients qui les manifestent est normal. Le rapprochement qui continue néanmoins de s'opérer entre hystérie et épilepsie n'augure rien de bon pour améliorer la connaissance de la première. Cette pathologie apparaît comme l'échec irréductible de la médecine.

Les conflits psychiques s'expriment par le corps chez les hommes comme chez les femmes. On peut penser que si les médecins avaient été des femmes, l'hystérie aurait toujours été bisexuelle. Depuis nos trois héroïnes, la conversion hystérique a évolué. La libération des mœurs a « désérotisé » les troubles somatoformes. Ni la médecine ni les patients ne peuvent échapper aux modes. Aucune maladie, aucun symptôme ne peuvent se soustraire aux influences de l'époque, du lieu ou de la culture. L'historien des sciences Mirko Grmek a proposé le terme de « pathocénose » pour désigner l'ensemble des maladies et symptômes interagissant dans une époque et un espace donnés. L'hystérie s'inscrit dans la pathocénose de son époque au même titre que les maladies infectieuses ou cardiovasculaires.

5

Le petit Joseph

Le 4 juillet 1885 à 5 heures du matin, monsieur Meister, le boulanger de Steige, envoie son fils Joseph chercher de la levure de bière à la brasserie de Maisonsgoutte, le village voisin, à une heure de marche. Son histoire finira par faire le tour du monde…

— Dépêche-toi de revenir, car tu dois aller à l'école ensuite.

En ces temps-là, un boulanger ne plaisantait ni avec l'école ni avec la levure de bière, toutes deux indispensables.

Quand Joseph arrive à Maisonsgoutte, un chien fonce sur lui et le mord à la main et aux jambes. Quatorze fois d'après le nombre de blessures constatées plus tard. Le serrurier du village tente d'assommer le chien à coups de barre de fer. Monsieur Vonné, le maître du chien, accourt et se fait mordre à son tour. Ambiance de drame en ce paisible village : on s'affaire, on lave les plaies, on enferme le chien. On va jusqu'à raccommoder le pantalon de Joseph, ce genre de petites choses devenues insignifiantes depuis qu'existent le téléphone et le Samu.

Pendant ce temps, madame Meister s'inquiète du retard de son fils et envoie quelqu'un le chercher. Lorsqu'elle découvre l'étendue des plaies, elle appelle le médecin qui n'arrive qu'en fin d'après-midi. Quand il n'y a pas de Samu, il n'y a pas d'urgences.

Pendant ce temps, monsieur Vonné emmène son chien chez le vétérinaire, dans un autre village. Sur la route, il croise les gendarmes qui constatent l'agressivité du chien et l'abattent sans autre forme de procès. On ne tergiverse pas quand il est question de rage. Le vétérinaire confirme le diagnostic à l'autopsie : l'estomac du chien contient de la paille et des morceaux de bois. En l'absence d'analyse, l'agressivité et la voracité des chiens étaient des éléments fortement en faveur du diagnostic de rage.

L'histoire fait le tour des bistrots des trois villages à vive allure. Les faits divers circulent beaucoup plus vite que les médecins. C'est dans le café du village du vétérinaire que l'histoire commence vraiment. Des gens ont entendu parler de ce chimiste de Paris qui vaccine des chiens enragés et prétend avoir de bons résultats. Un certain Louis Pasteur.

Paris est loin. Le voyage coûte cher. Joseph souffre. S'il n'y a qu'une chance sur dix mille d'éviter le pire, madame Meister est décidée à la tenter. Monsieur Vonné, tout imprégné de la culpabilité de son chien, propose de les accompagner ; il possède un char à bancs. Arrivés à la gare de Saint-Dié, tous trois prennent le train jusqu'à Paris. Une ville dont aucun des trois n'avait imaginé la complexité. On ne peut pas se rendre au bistrot pour demander où trouver Untel, car il y a tant de bistrots qu'ils ne se connaissent même pas entre eux.

Où donc habite ce monsieur Pasteur ? Où travaille-t-il ? Dans le premier hôpital où ils ont l'idée de se rendre, nul ne le sait. Dans le deuxième hôpital, on se moque vaguement de cet aventurier qui n'est pas médecin. Dans un autre, on leur dit qu'il ne soigne que les vignes, les poules et les chiens. Madame Meister et monsieur Vonné sont désemparés, ils n'ont que faire de ces doutes et de ces railleries. Le spectre de la rage plane sur Joseph et ils se découvrent empêtrés dans des conflits entre médecins et chimistes.

Rue d'Ulm, à l'École normale supérieure, c'est là que travaille Louis Pasteur. Ils sont reçus le 6 juillet dans la journée. Madame Meister raconte l'histoire de Joseph avec ce qu'il faut d'émotion et de détermination. Louis Pasteur est ému et pensif. Cela fait quelque temps qu'il souhaite passer à l'expérimentation humaine. C'est éthiquement difficile, même en 1885. Personne ne l'épargnera en cas de problème. Il a ce qu'il faut d'ambition, de sens politique et de témérité ; il lui manque encore l'aval de la médecine. Deux médecins, Vulpian et Grancher, examinent Joseph. Il est trop tôt pour que l'enfant ait déjà des symptômes de la rage ; cependant, tout indique que le risque est très élevé. Chacun sait qu'il n'y a aucun traitement et que la maladie est toujours mortelle. La seule connue à ce jour.

Les expériences de Pasteur ont sauvé une cinquantaine de chiens, elles en ont tué tout autant. Le traitement est expérimental, il est long, les injections sont douloureuses…

C'est décidé, tous iront jusqu'au bout. Il est préférable de ne pas trop le clamer sur les toits de Paris. Pasteur installe une chambre pour madame Meister et son fils dans une dépendance de l'École normale. Le docteur Grancher fera les injections. La médecine est ainsi faite : le chimiste remplit la seringue et le médecin fait la piqûre ; les torts éventuels seront partagés. La première injection a lieu le soir du 6 juillet à 20 heures, environ soixante heures après les morsures. La seringue contient de la moelle de lapin enragé mort quinze jours auparavant. Le temps que Pasteur estimait suffisant pour atténuer la virulence du virus.

Joseph reçoit vingt et une piqûres en tout, deux par jour. Sous la peau du ventre. Parfois, il ne pleure presque pas. Chaque fois, la seringue contient une dose un peu plus forte de virus de la rage, un virus vivant, c'est bien là l'inquiétude de Pasteur, mais un virus atténué, c'est là le génie de Pasteur. Dix jours à ne pouvoir rien faire de plus que de tourner en rond d'une piqûre à l'autre. Prendre la température, tapoter le bras de la mère, poser la main sur le front de l'enfant, avec le mélange d'assurance et d'empathie qu'il faut pour enrober les insuffisances et les aléas du soin. Aucune technologie, si efficace soit-elle, ne suffit aux succès biomédicaux.

Le 16 juillet, Pasteur et Grancher décident d'arrêter le traitement. Joseph n'a toujours aucun symptôme de rage. Il est très fatigué. Pasteur part dissimuler son anxiété dans son Jura natal. Grancher est chargé de lui envoyer des nouvelles chaque jour. De très bonnes nouvelles. Le 27 juillet, Joseph et sa mère retournent à Steige où ils sont accueillis en héros.

Pasteur publie le cas avec rigueur et panache. L'histoire est apprêtée pour un périple international… Les dons afflueront, l'argent collecté permettra de poursuivre les recherches et de créer l'Institut Pasteur en 1887. Premier institut multidisciplinaire de l'histoire de la médecine. Le chimiste a gagné.

L'histoire de Joseph Meister, patient zéro du vaccin antirabique, fait partie de notre roman national. Mais, en France plus que dans tout autre pays, bousculer les héros, les faire basculer de leur piédestal est un sport national.

Et tricoter les mythes pour mieux les détricoter est un trait de la neurophysiologie de *sapiens*. Pasteur avait ce qu'il faut de prestige pour être un candidat désigné à cette démythification. Il ne restait qu'à utiliser la ficelle classique : amalgamer le vrai, le faux, les doutes et les rumeurs.

Pasteur avait déjà fait vacciner une petite fille le 22 juin 1885, douze jours avant Joseph. Elle s'appelait Julie Poughon. C'est vrai. Mais elle avait déjà les symptômes de la rage et mourut le lendemain de la première injection. Pasteur avait aussi inoculé son vaccin à un homme atteint d'hydrophobie. C'est vrai. Le refus de boire est l'un des symptômes de la rage, mais ce peut être aussi l'un des symptômes de l'hystérie. Cet homme n'avait pas la rage, a lui-même reconnu Pasteur.

Plusieurs médecins ont mis en doute le diagnostic de rage de Joseph Meister. La présence de fragments de bois à l'autopsie du chien ne suffit pas à affirmer qu'il était enragé. La critique est recevable. Il est certain que le diagnostic de rage aurait dû être confirmé en prélevant un morceau du cerveau du chien de monsieur Vonné et en l'inoculant à des lapins. Cela n'a pas été fait et laissera longtemps planer un doute.

De plus, une personne mordue par un chien enragé ne contracte la rage qu'une fois sur cinq environ. C'est vrai. En revanche, le virus atténué de Pasteur pouvait provoquer une rage paralytique mortelle. C'est vrai. Avec nos yeux d'aujourd'hui, le risque pris par Pasteur était insensé. Dans l'année qui a suivi l'inoculation de Joseph Meister, l'équipe de Pasteur a réalisé 350 vaccinations. Certaines ont réussi, d'autres ont échoué, d'autres encore ont probablement tué les patients. La polémique sur les nombres respectifs continue et aucune fin n'est possible puisque nous n'aurons jamais les diagnostics exacts. La vaccination de Pasteur a tué au moins un enfant de douze ans, Jules Rouyer, mordu en 1886 par un chien inconnu. C'est vrai. Son cerveau, prélevé à l'autopsie et injecté à des lapins, a provoqué une rage paralytique caractéristique de celle provoquée par le virus fixe pasteurien. C'est vrai, Jules Rouyer a été sacrifié sur l'autel du progrès médical. Des milliers d'enfants ont été sacrifiés sur l'autel du progrès automobile. Curieusement, les morts sont plus excusables lorsque l'on ne prétend pas vouloir sauver des vies. Les marchands de sucre, d'armes et de tabac ne sont pas répréhensibles.

On reproche à Pasteur d'avoir inoculé un virus plus virulent lors des dernières injections faites à Joseph. C'est vrai, car il s'agissait de moelle de lapin mort le jour même. Les dernières injections n'étaient donc pas vraiment des vaccins, elles étaient plutôt des contrôles de l'effet des premières injections. Il reste donc à savoir si le premier intérêt de Pasteur était de sauver la vie du petit Joseph ou de pouvoir faire une publication sensationnelle sur l'efficacité de son procédé. Nous jugeons lucidement les erreurs de cet hier mythique, et nous restons aveugles devant notre industrie pharmaceutique qui tue des milliers de personnes pour des maladies qui n'en sont pas ou qui n'ont pas besoin de traitement. Mais ces médicaments ont été mis sur le marché avec l'assentiment des ministères et en accord formel avec les lois éthiques. Ce n'est que longtemps après le retour sur investissement que la vérité éclate parfois. Pasteur n'a respecté aucune de ces règles éthiques, alors inexistantes, pourtant ceux qui les respectent aujourd'hui sont souvent bien moins éthiques. Allez comprendre.

Pourquoi ne pas insinuer que si Pasteur s'est pris d'amitié pour Joseph, s'il l'a parfois invité chez lui et s'il l'a aidé financièrement, c'était pour des raisons publicitaires, afin de s'assurer la bienveillance de la famille qui allait entretenir le mythe. Ce n'est pas impossible. D'ailleurs, le petit Joseph a développé une admiration sans limite pour son sauveur. On peut aussi sous-entendre que le petit Joseph avait une fragilité psychologique. Pourquoi a-t-il été mordu quatorze fois, pourquoi n'a-t-il pas fui à toutes jambes après la première morsure ?

Devenu homme, Joseph a fait péricliter la boulangerie de son beau-père. Il a alors demandé à son sauveur de l'embaucher à l'Institut Pasteur. Il y est resté laborantin jusqu'à sa mort par suicide en juin 1940. Si la rage avait réellement épargné Joseph, la seule maladie capable de le tuer ne pouvait provenir que du cerveau, le plus incompréhensible de nos organes. Les causes du suicide restent l'objet de discussions. Les Allemands venaient d'envahir Paris, Joseph avait, par prudence, éloigné sa famille. Il venait d'être informé qu'un bombardement avait tué les siens. L'information était fausse ou peut-être malveillante.

Parmi tous ces doutes et démythifications, il reste au moins une certitude : les vaccins antirabiques sont devenus magistralement efficaces.

Si Joseph Meister peut assurément être considéré comme le patient zéro de la vaccination antirabique, nous ne connaîtrons jamais le patient zéro de la belle et grande aventure de la vaccination, car l'idée fondatrice est ancienne. Au VIe siècle, les Chinois avaient mis au point un procédé consistant à inhaler des matières varioliques atténuées et diluées. L'authentique patient zéro de la vaccination moderne est le jeune James Phipps sur lequel le médecin de campagne Edward Jenner a inoculé la vaccine, maladie de la vache, bénigne chez les humains. Le 14 mai 1796, Jenner incise la peau du garçon et applique du pus prélevé sur une fermière atteinte de vaccine. Un mois plus tard, il « variolise » l'enfant et celui-ci ne développe aucune réaction. Preuve incontestable de la véracité de son hypothèse. Pasteur reconnaîtra cette antériorité en donnant le nom de vaccination à son procédé.

6

La cuisinière de New York

Le terme de « patient zéro » appartient traditionnellement au domaine des maladies infectieuses. Ce terme a été préféré à celui de patient n° 1, car il peut s'agir d'un « porteur sain ». Comme son nom l'indique, un porteur sain est un sujet dépourvu de tout symptôme, mais porteur d'un agent pathogène qu'il transmet à d'autres. Il ne s'agit pas d'un patient au sens strict, c'est pourquoi on utilise aussi le terme de « cas index ».

Les historiens arrivent à retracer grossièrement la route des anciennes épidémies. On sait plus précisément que la dernière peste française s'est propagée à partir du *Grand-Saint-Antoine*, un bateau en provenance de Syrie et accosté à Marseille le 25 mai 1720. Mais il est impossible d'en retrouver le patient zéro. Aujourd'hui, avec nos moyens de communication et la précision des analyses génétiques de virus et bactéries, il est souvent possible de remonter au premier cas pour des maladies émergentes ou localement réémergentes.

Pendant longtemps, on a ignoré la notion de porteur sain, car les recherches microbiologiques étaient effectuées sur des personnes malades. Il a fallu longtemps pour accepter l'idée que l'on puisse abriter un agent pathogène sans être malade. Cette façon de penser domine encore la cancérologie : rares sont ceux qui admettent que l'on puisse porter des cellules cancéreuses sans jamais devenir malade.

Le premier porteur sain identifié comme cas index d'épidémie locale est une cuisinière d'origine irlandaise dont la célébrité a largement dépassé les frontières de son île natale.

En cette fin de XIXe siècle, il ne fait pas bon vivre en Irlande quand on est pauvre. Mary Mallon en sait quelque chose. Elle a quinze ans en cette année 1884 qui n'annonce rien de meilleur que l'année précédente. Son abondante chevelure domine un visage qui pourrait paraître rondouillet sans la détermination qui le marque. Sa stature et sa corpulence donnent l'impression d'un surpoids en sursis. Les privations de l'enfance n'ont permis de façonner que l'essentiel, le musculo-squelettique. Les couches de graisse sont en attente, on devine leur espace d'évolution, on peine à percevoir le charme qu'elles pourraient modeler.

Mary n'a pas le souvenir d'avoir connu autre chose que le travail. Sa vie de petite fille a consisté à laver le linge sale, traîner des ballots, éplucher des pommes de terre, vider des latrines. Sa santé de fer et son moral d'acier lui confèrent un avantage sur ses sœurs de misère, mais ces deux traits de métal ne l'empêchent pas de penser que sa vie pourrait être bien meilleure. À force d'élaborer des plans pour échapper à l'infortune de sa naissance, elle finit par se convaincre qu'il faut quitter sa ville de Cookstown. Il faut quitter l'Irlande ; il faut aussi, c'est plus dur, abandonner ses proches. Tant pis, ce sera forcément mieux ailleurs, et, pour un Irlandais de cette époque, il n'y a qu'un ailleurs : il se nomme Amérique ou Eldorado selon les rumeurs qui viennent de l'océan. Alors elle s'y embarque résolument sans regard en arrière...

Parvenue aux rives de l'Amérique, sa galère poursuit son chemin sur la terre ferme. Le paquebot a mangé toutes ses économies. Petits boulots payés à l'heure, attentes dans le froid des hangars, nuits dans des hospices où s'entassent miséreux et malades. Il y a encore plus de choléra et de typhoïde que dans sa pauvre Irlande. Quel étrange Eldorado, pense Mary qui ignore que la concentration urbaine favorise les maladies. La contagion était faible dans sa petite ville de Cookstown. New York est immense. Sa misère transatlantique ressemble étrangement à l'autre ; cependant, ni son moral ni sa santé n'ont souffert du voyage.

Au tournant du siècle, exactement en 1900, le ciel s'éclaircit : elle obtient un poste de cuisinière à plein temps dans une riche famille de New York. Il y a beaucoup de riches dans cette ville et ils savent apprécier les talents culinaires des jeunes Irlandaises.

La malchance rattrape vite Mary : deux semaines après son arrivée, la famille de ses patrons est frappée par la typhoïde. Elle trouve immédiatement un nouveau poste dans une maison encore plus riche de Manhattan où elle est appréciée et logée dans une belle annexe pour les domestiques. Moins de six mois après, la lingère contracte la typhoïde et meurt à l'hôpital après avoir contaminé toute la famille. L'argent ne protège pas contre les microbes, pense Mary qui ne tarde pas à retrouver un nouveau poste chez un avocat. Ce dernier est impressionné par les lettres de gage de ses anciens patrons, lettres que Mary conserve précieusement. Mais la typhoïde frappe encore. Sur les huit membres de la famille, sept sont atteints et l'un en meurt. Mary commence à penser que tout New York est contaminé par la typhoïde et elle bénit ses géniteurs pour la santé de fer qu'ils lui ont donnée. En 1906, elle pense avoir trouvé le poste idéal dans une grande résidence de Long Island. Les plus fortunés viennent d'autant plus volontiers séjourner dans ce cadre magnifique qu'il est réputé pour être à l'abri des miasmes et de la typhoïde. Deux semaines plus tard, ce sont dix membres de la famille qui sont hospitalisés pour typhoïde. Mary ne sait plus si elle doit louer le Ciel de la protéger de cette épidémie ou si elle doit le maudire de frapper aussi régulièrement ceux qui lui procurent un revenu.

Chacune des infortunes de Mary est suivie d'une chance professionnelle toujours meilleure qui lui fait gravir allègrement l'ascenseur social. Elle est embauchée par le richissime banquier Warren. Lorsque ce dernier décide de passer l'été à Oyster Bay, le plus riche quartier de Long Island, sous prétexte que l'air y est sain, Mary ne parle pas de la typhoïde qu'elle a déjà côtoyée là-bas, elle reste docilement à sa place de domestique au milieu des bagages de la famille. Et, à la fin de l'été 1906, voilà que la moitié de la famille Warren tombe malade à son tour. On n'a jamais vu cela à Oyster Bay. Les dollars ne sont décidément pas une protection contre la maladie.

Les postes de cuisinière et les nouveaux cas de typhoïde se succèdent au même rythme sans qu'aucun de ses patrons n'émette le moindre doute. Mary est une femme vigoureuse et loyale qui ne peut être touchée ni par la maladie ni par la malédiction. Au début de l'hiver 1906, ses nouveaux patrons, nouvelles victimes mieux informées que les autres, demandent à un épidémiologiste de faire une enquête. Il se nomme George Sopper et il remonte sans difficulté jusqu'à Mary.

Il découvre qu'elle a contaminé directement vingt-deux personnes dont deux sont décédées et qu'elle a certainement déclenché plusieurs épidémies touchant des centaines de personnes.

Il convoque Mary pour des examens de selles et d'urines ; celle-ci lui rétorque que ses urines et ses selles vont aussi bien qu'elle-même. Elle n'a pas besoin d'un « miologiste », elle n'a pas besoin d'analyses, tout va très bien. On envoie une femme médecin, espérant une meilleure coopération ; c'est encore pire :

— Nous devons absolument vous examiner.

— Mais pourquoi tous les « épilogistes » veulent me persécuter ?

— Parce que vous avez certainement la typhoïde.

— Ah, croyez-moi, je n'ai pas cette foutue maladie, je la connais bien, j'en ai vu des tas.

— C'est bien pour cela qu'il faut faire des analyses.

Rien n'y fait. Il faut une intervention de la police pour la contraindre. Les policiers, impressionnés par sa véhémence, font leur travail, sans savoir qu'aucun article de loi ne justifie une telle intervention.

Mary est mise en isolement dans une clinique de l'île de North Brother. Quelques journalistes s'entichent de son histoire et suscitent la sympathie du public pour cette force de la nature, cette quadragénaire rebelle à toute médecine et contrainte à la quarantaine.

Tous les contrôles de bacilles faits dans cette institution sont régulièrement positifs. Néanmoins, dans un pays de droit et de liberté, peut-on enfermer si longtemps une personne qui n'a enfreint aucune loi ? Au bout de trois ans, Mary, devenue une célébrité nationale, est finalement libérée de sa quarantaine à trois conditions : ne jamais faire un métier l'amenant à manipuler des aliments destinés au public ; se soumettre régulièrement à des examens ; respecter des règles d'hygiène pour ne pas contaminer son entourage.

Elle quitte donc la clinique le 19 février 1910, en promettant avec une certaine solennité qu'elle respectera ces conditions…

Cinq années passent sans que l'on n'entende plus parler de celle que l'on avait surnommée « Mary Typhoïde ». Ce nouveau patronyme donne probablement une idée à notre homérique Marie…

En 1915, dans une maternité de Manhattan, survient une épidémie de typhoïde qui touche vingt-cinq infirmières, dont deux décèdent. Depuis une vingtaine d'années, les enquêtes épidémiologiques ont progressé et l'on ne tarde pas à découvrir que le patient zéro est encore une cuisinière récemment embauchée : une certaine Mary Brown. On découvre rapidement que Brown est le nouveau patronyme qu'avait choisi Mary Mallon, alias Mary Typhoïde, pour pouvoir rester cuisinière. Elle avait honnêtement tenté d'exercer d'autres métiers pour respecter son engagement, mais Mary avait des mains conçues pour pétrir des pâtes et lier des sauces, non pour laver du linge ou exécuter d'autres tâches qui lui rappelaient trop son enfance irlandaise. On découvre qu'elle a encore contaminé plus de trente personnes depuis sa libération. C'est fou ce que les gens sont fragiles !

En mars 1915, elle est arrêtée et remise en quarantaine dans la même clinique. La condamnation est à perpétuité, malgré le vide juridique persistant sur les porteurs sains. S'il est physiologiquement plus pénible d'être malade, il peut être juridiquement plus difficile d'être sain. Ce doit être à peu près ce que pense Mary sans pouvoir le formuler.

Nul ne conteste cette condamnation à perpétuité. Les Américains ont la phobie des microbes et une sainte horreur des mensonges. Des journalistes lui rendent régulièrement visite en se gardant de trop l'approcher. George Sopper veut écrire un livre sur son histoire. Elle refuse tout en bloc. Ni gloire ni cabotinage, elle accepte quelques tâches de technicienne dans le laboratoire de la clinique. Sous strictes conditions.

Sa forte corpulence et l'abondance des sauces qu'elle a léchées sur ses doigts ont probablement favorisé quelques troubles cardio-vasculaires. Ceux-ci se révèlent en 1932 par un AVC qui lui laissera une paralysie jusqu'à sa mort, six ans plus tard, à l'âge de soixante-neuf ans. Sur son corps inerte, les nombreux bacilles de la typhoïde, toujours bien vivants dans sa vésicule biliaire, ont survécu encore quelques jours.

Mary Mallon et Mary Brown ont disparu, seule Mary Typhoïde reste dans l'Histoire : championne du monde de la mise en quarantaine toutes catégories, cas index de plusieurs épidémies de typhoïde, et la plus célèbre et la plus saine des porteurs sains.

7

Auguste

On ne saura jamais si monsieur Deter, modeste employé de bureau aux chemins de fer allemands, trompait réellement sa femme. La narration historique est inadaptée à la nature secrète des adultères. C'est à la fiction qu'échoit le rôle d'en ouvrir les alcôves. C'est à la littérature qu'incombe la description des jalousies, fantasmes, folies et crimes qui en émaillent le cours. Pendant longtemps, on a tout ignoré de monsieur Deter, jusqu'à son prénom. Tout ce que l'on savait de lui était raconté par son épouse. Celle-ci disait qu'il se prénommait August, mais elle aussi prétendait se prénommer Auguste. En Allemagne, ce prénom est mixte. Un August avait-il épousé une Auguste ou bien mademoiselle X. avait-elle perdu à la fois son nom et son prénom en se mariant ? L'identité féminine pouvait-elle disparaître à ce point, en passant de l'état de demoiselle à celui de dame ? On peut encore lire aujourd'hui sur des cartons mondains : « Monsieur et madame Paul Durand vous invitent… » Peu importe, dans le cas de madame Deter, ni les rites matrimoniaux ni la déchirure de l'hymen ne pouvaient suffire à expliquer sa perte totale d'identité : elle souffrait d'une confusion totale. Il ne nous reste de la partie lucide de sa vie que des bribes incertaines collectées çà et là.

Née en 1850, elle s'était mariée, avait eu une fille, et peut-être des jumeaux mort-nés, peut-être pas. Vers l'âge de quarante-cinq ans, elle commença à devenir jalouse, accusant incessamment son mari de la tromper. Une jalousie à l'allure délirante. Dans de telles tragédies conjugales, il peut être difficile de faire la part entre le substrat de l'adultère et sa suspicion. Petit adultère accidentel et grosse suspicion, ou gros adultères itératifs et petite suspicion. Sans vouloir ni pouvoir innocenter monsieur Deter, on penche volontiers pour la première hypothèse, car l'état psychique de son épouse s'est rapidement dégradé, en moins de cinq ans. Un adultère, si manifeste fût-il, ne pouvait à ce point dégrader le cerveau de la femme trompée, particulièrement au XIXe siècle où l'adultère masculin était tacitement intégré dans le machisme rituel.

Oublions donc August, lui, et ne parlons que d'Auguste, elle, notre seule héroïne, notre célébrité médicale. Vers 1900, son état était déjà lamentable : pertes de mémoire, idées délirantes et hallucinations auditives comme chez les schizophrènes. Elle pouvait rester des heures sans parler ni bouger, boire ou manger. Elle dormait de plus en plus mal et criait parfois de longues minutes au milieu de la nuit. Elle se levait et traînait des draps à travers la maison en bredouillant sa jalousie. Nul ne croyait plus que les adultères de son mari, si nombreux fussent-ils, suffisent à provoquer une telle démence.

Il serait injuste d'accuser monsieur Deter d'avoir abandonné sa femme, il a tenu presque cinq ans avant de n'en plus pouvoir. Il a fini par vraiment l'abandonner à l'hôpital le 25 novembre 1901. C'est à l'Institution pour malades mentaux et épileptiques de Francfort que notre Auguste à nous fut accueillie.

Cette vénérable institution de Francfort était surnommée sans ambiguïté le « Château des aliénés ». Épilepsie, folie, démence, la médecine faisait encore beaucoup de mélanges entre ces états distincts. L'épilepsie était la mieux cataloguée. La folie désignait les malades délirants et les graves troubles psychiatriques avec comportements asociaux. La démence désignait la perte des facultés intellectuelles survenant généralement avec l'âge. On parlait de démence sénile. On employait aussi le terme de démence présénile pour désigner certaines psychoses ou des troubles cognitifs (intellectuels) survenant avant l'âge de cinquante ans. Le terme de folie a ensuite disparu du paysage médical.

Le cas de madame Auguste Deter relevait-il de la psychiatrie ou de la neurologie ? Nul ne pouvait trancher à cette époque où les deux disciplines étaient encore fondues en une seule. On a pourtant tranché, peut-être à tort, comme nous allons le voir…

En ce début de XXe siècle, tout était prêt pour faire éclater le système neuropsychiatrique. D'un côté, la psychanalyse de Freud entendait imposer sa propre démarche face à la psychiatrie ; de l'autre, les neurologues, revendiquant la méthode clinique de Charcot, voulaient prouver que tous les troubles psychiatriques avaient un support organique. Les neurologues cherchaient à prouver que le cerveau était un organe comme les autres, et les neurones des cellules comme les autres. On voulait trouver la lésion cérébrale correspondant à chaque symptôme psychiatrique. La tâche était ambitieuse, car les symptômes issus du cerveau étaient exubérants, alors que les lésions cérébrales étaient impossibles à voir. On ne connaissait ni les biopsies ni l'IRM et les médecins étaient obligés d'attendre la mort des patients pour que l'autopsie leur permette enfin d'émettre des hypothèses diagnostiques.

Certes, on ne faisait pas l'autopsie de tous les cerveaux ; on choisissait les cas les plus caricaturaux dans l'espoir de trouver des lésions plus évidentes. Ainsi, les médecins qui s'impliquaient dans la recherche choisissaient à l'avance les patients qu'ils allaient suivre jusqu'à la mort. Noble façon de transformer l'impuissance thérapeutique en un progrès de la connaissance. C'est ce que décida le médecin chef lorsqu'il fut informé de l'admission de madame Deter dans son institution. Il ouvrit pour elle un nouveau dossier le 26 novembre et il commença par interroger personnellement cette patiente. Le dossier relate et commente quelques-uns des échanges qu'il eut avec elle jusqu'au 30 novembre.

— Comment vous appelez-vous ?

— Auguste.

— Et votre nom de famille ?

— Auguste.

— Quel est le prénom de votre mari ?

— Je… je crois… August. Ah, mon mari.

— C'est votre mari ?

— Oh non, non, non.

— Êtes-vous mariée avec August, madame ?

— Oui, oui, August.

— Quel âge avez-vous ?

— Cinquante et un.

— Où habitez-vous ?

— Oh, vous avez été à notre place.

— Êtes-vous mariée ?

— Oh, je suis tellement confuse.

— Où êtes-vous maintenant ?

— Ici et partout, ici et maintenant, vous ne devez pas penser du mal de moi.

— Où vous trouvez-vous en ce moment ?

— Nous allons vivre là-bas. Et les jumeaux.

— Où est votre lit ?

— Où devrait-il être ?

Le médecin note : « Elle oubliait les questions que je lui avais posées quelques minutes auparavant. Lorsqu'elle essayait de répondre à nouveau, elle disait souvent : "Je me suis perdue." » Il relate un échange au cours d'un repas, pendant qu'elle mange de la viande de porc :

— Qu'êtes-vous en train de manger ?

— Épinards.

— Non, que mangez-vous maintenant ?

— D'abord je mange des pommes de terre et ensuite du raifort.

Le médecin essaie de lui faire écrire des chiffres. Pour le 5, elle écrit : « Une femme » ; pour le 8, elle écrit : « Auguste » ; pour d'autres chiffres, elle dit : « Jumeaux ». Elle répète souvent : « Je me suis perdue », ou bien : « Je suis perdue, pour ainsi dire ». Il lui montre des objets dont elle a oublié le nom. Elle parle constamment de jumeaux. Lorsqu'elle a un livre entre les mains, elle le tient comme si elle avait perdu la partie droite du champ visuel, alors qu'elle n'a aucune paralysie. Le médecin précise que son discours est une succession de « déraillements », de « paraphrases » et de « persévérations ».

Un jour, monsieur Deter se manifeste. Il souhaite faire transférer sa femme dans un établissement moins coûteux, car ses moyens ne lui permettent pas de payer l'hôpital. On apprend ainsi que ce mari se prénomme Karl et non August. Infidèle ou non, il a vécu toutes les étapes de la dégradation de son épouse et, après avoir supporté le fardeau de sa jalousie, il doit désormais en supporter le fardeau financier. Le médecin, fermement décidé à ne pas rater l'autopsie de ce cerveau hors du commun, voit alors l'opportunité d'une habile négociation. Il propose un tarif préférentiel en échange d'un accord écrit autorisant l'autopsie du cerveau de son épouse quand le moment sera venu… Si c'est pour la science… On n'entendra plus parler de ce mari par la suite…

Ce médecin chef de trente-six ans est à la fois psychiatre et neurologue, comme tous ses confrères de l'Institut, mais il est avant tout neuropathologiste, nouvelle spécialité consistant à étudier les lésions anatomiques du cerveau et les lésions microscopiques des neurones. Certes, il a déjà vu plusieurs cas similaires à celui de madame Deter, mais tous ces patients avaient plus de soixante-dix ans. Aucun n'avait une aussi riche symptomatologie relevant à la fois de la psychiatrie et de la neurologie. Madame Deter était trop jeune pour faire une démence sénile et elle était trop vieille pour démarrer une psychose. Son cerveau est précieux. Bien décidé à suivre cette patiente jusqu'au bout, il continue à noter ses faits et gestes. « Elle n'a aucun sens du temps ou du lieu… Elle se souvient à peine des faits de sa vie… Ses réponses incohérentes n'ont rien à voir avec les questions… Son humeur change rapidement entre anxiété, méfiance, retrait et gémissements… Elle agresse d'autres patients qui l'agressent en retour. » Le médecin est parfois dans l'obligation de la mettre en isolement ; quand elle s'en échappe, elle crie : « Je ne serai pas coupée » ou « Je ne me coupe pas ».

Il la prend en photo et essaie de la décrire : « Elle reste assise des heures au bord de son lit, l'air hébété… Son visage fripé et basané évoque celui d'un vieil homme indien… Elle semble déshydratée, elle est en sueur, elle a les traits tirés… Sa chemise de nuit est crasseuse, ses cheveux noirs et épais sont toujours emmêlés… Elle présente une forme de paranoïa, des hallucinations auditives et un délabrement psychosocial avancé… Elle est désorientée… Elle déplace les objets n'importe où et les cache… Parfois, elle a l'impression que quelqu'un cherche à la tuer, ce qui la fait hurler… » Il essaie de lui faire écrire son nom et conserve les bouts de papier de ses tentatives avortées, il évoque un curieux « trouble de l'écriture d'origine amnésique ».

Face à cette abondance de symptômes, plusieurs diagnostics s'entremêlent dans l'esprit de ce jeune clinicien, il hésite entre trois solutions : une forme majeure et très prématurée de démence sénile ; une psychose d'apparition tardive avec démence présénile ; une nouvelle maladie qu'il souhaiterait alors vivement décrire et analyser.

En attendant, devant la dégradation irréversible de sa patiente qui finit par ne plus émettre que des borborygmes de souvenirs, il parle de « maladie de l'oubli ». Ce neuroanatomiste est surtout impatient de révéler les secrets de ce cerveau dérangé. Ne sachant quel traitement proposer en attendant, il recommande alors, selon la routine, des bains chauds plusieurs fois par jour, des exercices en plein air, de la gymnastique et des massages. Ce sont, aujourd'hui encore, les meilleurs traitements préventifs et curatifs de cette « maladie » qui finira un jour par porter son nom. Il se nomme Aloïs Alzheimer.

À l'exception des maladies infectieuses et épidémiques et des nouvelles mutations conduisant aux maladies orphelines, *Homo sapiens* présente, depuis la nuit des temps, les mêmes pathologies organiques et psychiatriques, les mêmes dégénérescences, les mêmes déficiences, les mêmes processus de vieillissement. En revanche, leurs formes d'expression et les façons de les regarder évoluent bien plus rapidement. Ce qui a souvent changé, ce sont les noms des maladies, les méthodes d'assemblage ou de séparation des symptômes pour en faire une ou plusieurs maladies distinctes, les techniques d'exploration du corps permettant de décider ce qui était normal ou non, les manières de catégoriser les vicissitudes de la vie, les façons de classer les évolutions et modulations des processus vitaux, les limites entre physiologie, dégénérescence, réparation et sénescence.

La rencontre entre Auguste Deter et Aloïs Alzheimer se déroule à un moment où la microscopie des neurones fait de rapides progrès. L'histoire commence vraiment avec les arcanes qui ont permis à la maladie de Deter de devenir la maladie d'Alzheimer, puis d'être totalement oubliée, pour renaître à la fin du XXe siècle, avant de devenir la maladie la plus redoutée et la plus médiatisée après le cancer.

Cette histoire peut se résumer en deux ellipses : madame Deter avait deux « maladies » ; le docteur Alzheimer avait deux maîtres. Disons provisoirement que les deux maladies d'Auguste étaient une psychose et une démence sénile prématurée. Les deux maîtres d'Alzheimer étaient Emil Kraepelin et Franz Nissl.

Emil Kraepelin, établi à Munich, était un psychiatre mondialement connu. Il était le premier à avoir décrit la folie maniaque-dépressive, nommée ensuite psychose maniaco-dépressive, puis plus récemment maladie bipolaire. En psychiatrie, l'adoucissement progressif des noms de maladie a un double effet : d'une part, il diminue la stigmatisation des patients ; d'autre part, il augmente le nombre de diagnostics en incluant des formes mineures. Emil Kraepelin était très critique à l'égard de la psychanalyse, ce qui le portait à vouloir absolument trouver la cause organique des maladies du cerveau. Il appréciait donc les neuropathologistes, tel le docteur Alzheimer, qu'il avait formé.

Franz Nissl était le neuropathologiste qui avait mis au point la méthode de coloration argentique permettant de voir le corps cellulaire des neurones, alors que l'on n'en voyait auparavant que les axones[1]. Guère plus âgé qu'Alzheimer, il lui avait enseigné cette nouvelle technique. Avant de rencontrer en 1901 la patiente qui immortalisera son nom, Alzheimer s'était intéressé à la démence vasculaire, aux psychoses, à la psychiatrie judiciaire et à l'épilepsie. Dès qu'il eut connaissance de la coloration de Nissl, il ne s'intéressa plus qu'à la neuropathologie. C'est à ce titre qu'il obtint, en 1903, un poste à la Clinique psychiatrique royale de Munich dirigée par Emil Kraepelin. Ce qui l'obligeait à quitter Francfort et à abandonner le cerveau d'Auguste Deter qu'il s'était promis d'analyser…

Pas question.

Il demanda alors à ses confrères de lui donner régulièrement des nouvelles de sa patiente et de l'informer de son décès. Madame Deter, devenue grabataire, mourut le 8 avril 1906 d'une septicémie provoquée par ses escarres. Comme ils le lui avaient promis, les médecins de Francfort téléphonèrent le lendemain au docteur Alzheimer et lui envoyèrent le cerveau tant attendu.

L'autopsie du cerveau d'Auguste Deter fait partie de ces moments de l'histoire de la médecine où l'on ne sait plus qui du malade ou du médecin génère l'existence

---

1 Chaque neurone comporte des filaments (dendrites), un corps cellulaire et un axone qui est un long prolongement permettant d'atteindre les dendrites des autres nerfs. Les axones se réunissent pour former les nerfs.

d'une nouvelle maladie. Dans ce cas, la patiente était vraiment très malade. Inversement, dans d'autres cas, des maladies ont été définies chez des patients qui n'avaient ni plaintes ni symptômes, comme par exemple le diabète de type 2 ou l'hypertension artérielle.

Alzheimer remarque qu'au centre des neurones d'apparence normale se dressent « une ou plusieurs fibrilles caractérisées par leur épaisseur et leur imprégnation particulière par le colorant argenté ». En réalité ces neurofibrilles avaient déjà été décrites dans plusieurs maladies dégénératives du système nerveux. Le fait réellement nouveau était la technique de coloration argentique qui permettait de les voir distinctement. Alzheimer parle alors de « dégénérescence neurofibrillaire ».

En continuant l'autopsie, il décrit aussi les fameuses plaques aujourd'hui nommées « amyloïdes » et considérées comme des marqueurs diagnostiques de la maladie qui porte son nom : « De nombreux et petits foyers miliaires se trouvent dans les couches supérieures. Ils sont caractérisés par l'accumulation d'une substance particulière dans le cortex. » En réalité, ces plaques étaient présentes dans toutes les démences séniles mais n'avaient jamais été décrites avec autant de précision. On sait désormais qu'elles sont constituées d'un dépôt de protéine bêta-amyloïde qui s'accumule entre les cellules. Enfin, certaines artères cérébrales montraient aussi des signes d'athérosclérose comme on en voit dans toutes les artères vieillissantes.

Il n'y avait donc rien de vraiment nouveau en dehors de la relative jeunesse de la patiente et de la coloration argentique qui permettait de mieux voir ses neurones. Le cerveau de madame Deter avait-il vieilli prématurément à cause de ses problèmes psychiatriques ou était-ce une nouvelle maladie encore inconnue ?

Alzheimer, fortement encouragé par Kraepelin, décide de présenter ce cas à la XXXVIIe conférence des psychiatres allemands qui doit se dérouler le 4 novembre 1906 à Tübingen. Lorsqu'il décrit les symptômes cliniques de sa patiente et l'analyse histologique de son cerveau, cela n'ébranle personne. Il tente de susciter l'intérêt en précisant que « ce type de maladie au développement si particulier s'est considérablement multiplié ces derniers temps ». Alzheimer commet ici une erreur devenue classique consistant à confondre la progression d'une maladie avec la progression des moyens de la décrire.

Il attend un an pour rédiger son article, qui paraîtra en 1907 sous le titre : « Une maladie caractéristique grave du cortex cérébral ». En honnête scientifique, il prend la peine de préciser qu'il faudra réaliser beaucoup plus d'autopsies cérébrales avant de pouvoir affirmer qu'il s'agit bien d'une nouvelle maladie et non d'une forme rapide de dégénérescence ou de sénescence. Malgré tout, l'indifférence persiste, puisque, jusqu'en 1910, on ne décrira que cinq cas de cette supposée nouvelle maladie. Madame Deter était manifestement un cas rare, contrairement à ce qu'avait suggéré Alzheimer pour éveiller l'attention de ses auditeurs !

Il encourage son ami le médecin italien Gaetano Perusini à chercher un cas similaire. Ce dernier en publie un en 1909, en parlant de « quelques maladies psychiatriques chez des personnes âgées ». Sans conclure à une nouvelle maladie, il la résume ainsi : « L'évolution pathologique rappelle les caractéristiques principales de la démence sénile ; toutefois, les altérations décrites chez ces patients s'étendent encore plus, tout en présentant pour certains d'entre eux les caractères d'une démence présénile. » Deux autres psychiatres, Francesco Bonfiglio et Oskar Fischer, décrivent à leur tour des patients atteints de symptômes semblables. Un peu plus tard, Alzheimer publie le cas d'un certain Johann F. dont les symptômes avaient commencé à cinquante-quatre ans, mais qui n'avait curieusement pas de dégénérescence neurofibrillaire. Bref, rien ne permettait d'avancer l'idée d'une nouvelle maladie et aucun de ces médecins n'osa le faire.

Si la médecine était restée exclusivement clinique, on affirmerait encore aujourd'hui que la maladie psychiatrique d'Auguste Deter avait favorisé une démence sénile prématurée. Mais la psychiatrie et la neurologie cliniques étaient en train de disparaître au profit du microscope, c'est-à-dire de l'anatomopathologie. Et, surtout, le grand professeur Emil Kraepelin voulait montrer que les maladies neurologiques et psychiatriques étaient des maladies organiques comme les autres et qu'elles n'avaient rien à voir avec les élucubrations des psychanalystes.

Malgré l'insuffisance de cas, et le peu de concordance entre les données anatomopathologiques et les symptômes cliniques, Kraepelin décida d'en faire une nouvelle maladie. Il fallait alors lui trouver un nom. Il ne pouvait décemment pas l'appeler la maladie de Kraepelin ; il rejeta vite Perusini, Bonfiglio ou Fischer pour choisir le nom de son élève et collègue Alzheimer. Madame Deter est ainsi la première personne à avoir été officiellement atteinte de la maladie d'Alzheimer.

Les démences séniles conservèrent leur nom d'origine. Les démences préséniles devinrent des maladies d'Alzheimer, sans que l'on soit capable d'établir la moindre différence entre les deux. Aujourd'hui, l'amalgame s'est reconstitué puisque l'on met toutes les démences dans un grand panier nommé « démences séniles de type Alzheimer » avec l'acronyme anglais SDAT. Et l'on ne sait toujours pas faire la distinction entre vieillesse et pathologie. Ou, plus exactement, on ne veut pas.

C'est en 1910, dans la huitième édition de son *Manuel de psychiatrie*, que Kraepelin signe officiellement l'acte de naissance de la maladie d'Alzheimer. Il reste encore hésitant sur la nouveauté de cette pathologie en précisant avec une certaine honnêteté que « l'interprétation clinique de cette maladie est encore incertaine. Bien que les résultats anatomiques suggèrent une forme particulièrement grave de démence sénile, il est un fait que cette maladie peut parfois apparaître avant l'âge de cinquante ans ». Finalement, la science biomédicale n'arrivait pas à faire son choix entre nouvelle maladie, forme grave et bien décrite d'une démence fréquente ou simple vieillissement prématuré. Ce n'est que beaucoup plus tard que l'on osera choisir, pour des raisons qui n'auront rien à voir avec la science…

Plusieurs médecins, dont Alzheimer lui-même, furent surpris de la rapidité avec laquelle ces quelques cerveaux observés avec la nouvelle coloration argentique avaient suffi à décrire et nommer une maladie distinctive. Le grand bénéficiaire de cette validation fut le laboratoire de Kraepelin, dont le prestige augmenta et sur lequel se déversèrent plus de fonds pour la recherche. Les publications prestigieuses des leaders d'opinion restent le meilleur moyen d'attirer les subventions permettant de confirmer ou d'infirmer ces publications.

La maladie d'Alzheimer faillit pourtant bien disparaître des nosographies. En dépit de sa désignation, on ne parla bientôt plus que de démences séniles d'origine vasculaire. Et, malgré l'augmentation de l'espérance de vie, donc de la fréquence et de la gravité de ces démences séniles, la maladie d'Alzheimer n'était jamais mentionnée, même quand il s'agissait de plus jeunes patients.

Plusieurs découvertes successives allaient faire tomber cette « maladie de l'oubli » dans un oubli encore plus grand. En effet, à la fin des années 1960, plusieurs chercheurs démontrent que tous les cerveaux vieillissants contiennent des neurofibrilles et des plaques amyloïdes. Toutes les maladies d'Alzheimer sont donc des démences séniles. La maladie d'Alzheimer n'existe pas. Les cliniciens se rendent compte que la distinction entre démence présénile et démence sénile n'a aucun sens. On constate que l'intensité des symptômes n'a pas de rapport avec la quantité de lésions neuro-anatomiques. La seule certitude est que le nombre de neurofibrilles et de plaques amyloïdes augmente avec les années. Fin de l'histoire...

La neuropathologie avait permis de découvrir que le cerveau vieillit comme les autres organes ! Qui l'eût cru ? La particularité du cerveau est la luxuriance de ses symptômes. C'est exactement comme si l'on considérait que les rides sont une maladie parce que la microscopie a permis de constater la perte de fibres élastiques et de fibroblastes dans le derme.

Alors, pourquoi, dans les années 1980, après presque un siècle d'oubli, la maladie d'Alzheimer est-elle soudainement devenue la plus fréquente et la plus redoutée des maladies de l'Occident ? Ce genre de prouesse médiatique ne peut s'expliquer que par la mainmise du marché sur l'information sanitaire. Après que, dans les années 1960, les institutions eurent abandonné la recherche clinique aux industriels, ces derniers ont vite compris que les vrais malades ne seraient jamais aussi rentables que les gens bien portants. Il fallait donc axer toute la communication sur les facteurs de risque et sur la peur des processus liés au vieillissement. En l'espace de quelques mois, le diagnostic de démence sénile a disparu au profit de celui de maladie d'Alzheimer. Le moindre déficit cognitif est devenu un signal d'alerte, un signe précurseur de cette maladie. Fléau inédit en train de se répandre comme une pandémie à la surface de la planète.

Auguste Deter et Aloïs Alzheimer ne pouvaient imaginer un tel remue-ménage. Quant à Kraepelin, peut-être aurait-il regretté sa machination, lui qui avait honnêtement précisé la rareté du diagnostic : « la maladie d'Alzheimer est une démence du sujet jeune, rare et dégénérative ». Dans les années 1990, cette rareté est devenue la règle ; plus aucun neurologue ne pouvait obtenir de subvention pour d'autres sujets de recherche. On se mit à chercher systématiquement des gènes de prédisposition à la maladie d'Alzheimer. Plus de cent ont déjà été identifiés ou suspectés. Il ne fait aucun doute que l'on en découvrira bien davantage, puisque tous nos gènes sont intrinsèquement prédisposés au vieillissement. La génétique est la plus prometteuse des fuites en avant…

Dans le registre du soin, on a proposé des médicaments basés sur ces réductionnismes ; tous se sont révélés inefficaces et dangereux. La pilule de jouvence reste à découvrir…

De nos jours, lorsque les patients atteints de cette maladie inventée parviennent à échapper aux médicaments, font de l'exercice et reçoivent les caresses et les massages qu'Alzheimer avait sagement préconisés, ils vivent un peu mieux et un peu plus longtemps que les autres. Mais, comme tous finissent par mourir un jour de vieillesse, les associations de patients, financées par les industriels de la santé, s'alarment d'une telle hécatombe. Qu'attend donc le ministère de la Santé pour réagir ?

Certains vont jusqu'à proposer de dépister cette maladie au plus tôt. Il est pour le moins surprenant de vouloir dépister une maladie pour laquelle n'existe aucune proposition thérapeutique autre que les règles hygiéno-diététiques usuelles. Pourquoi ne pas proposer un dépistage anténatal suivi d'avortements thérapeutiques pour éliminer les embryons qui courent le risque de vieillir ?

Cessons ces railleries et soyons optimiste, car l'épidémie n'est pas aussi ravageuse que prévu. Les données épidémiologiques les plus sérieuses confirment que la démence sénile, ou supposée maladie d'Alzheimer, est en constante diminution depuis vingt ans. Marathons urbains, baisse du tabagisme, jardinage, éducation à tout âge, augmentation des caresses, critique de la presse catastrophiste sont peut-être les futurs traitements révolutionnaires de cette maladie. Il faut surtout éviter les psychotropes (tranquillisants et antidépresseurs) qui sont les premiers pourvoyeurs de sénilité cérébrale prématurée.

Soyons honnêtes, si l'on avait prescrit des neuroleptiques à Auguste Deter, cela aurait atténué les souffrances de ses délires, elle qui avait assurément une grave maladie psychiatrique.

En 1996, des médecins historiens ont retrouvé les dossiers médicaux rédigés par Alzheimer sur le cas de sa célèbre patiente. Nous pouvons réaffirmer qu'il n'y a aucune correspondance entre l'intensité des symptômes et les lésions amyloïdes et neurofibrillaires. Les malades mentaux vieillissent aussi. Ces médecins n'ont pas réussi à savoir si monsieur Deter trompait sa femme, un peu, beaucoup ou pas du tout. La médecine ne parvient jamais à dénouer tous les fils des histoires individuelles.

À l'occasion du 80e anniversaire de la mort du docteur Alzheimer, on a inauguré un musée dans sa maison natale à Marktbreit. La société pharmaceutique Eli Lilly avait acheté la demeure dans ce but. Il est important d'entretenir les mythes. On ne sait jamais. Si on pouvait trouver un nouveau moyen de relancer la machine Alzheimer…

Car la mort continue à rôder.

8

Les carnages du genre

Il est des sujets qui apparaissent toujours politiquement incorrects de quelque façon qu'ils soient traités. Immigration, avortement, homosexualité, intersexualité, voile islamique, mariage pour tous, adoption homoparentale, euthanasie et gestation pour autrui font partie de ces sujets où la sérénité fait défaut. Aucune nuance n'est tolérable, aucun accord n'est suffisant, toute conciliation est une ignominie, toute interrogation est une discrimination. Les exaltés des deux extrêmes crient haro sur l'indécis au premier mot. Sans chercher à faire progresser la réflexion, ils se contentent de donner leur extrémisme en pâture aux médias qui s'en régalent.

Les choses du sexe et du genre trônent au sommet de l'édifice culturel que l'être humain a construit pour s'extraire de sa condition animale. Sur ces points, force est de constater que nous sommes devenus des mammifères bien différents des autres, même si nous ne savons pas encore tout du fonctionnement sexuel de ces autres. Les tabous sexuels ont façonné nos cultures. Notre sexualité s'est dissociée de la procréation plus radicalement que dans d'autres espèces. Notre environnement chimique a modifié certaines étapes de la différenciation sexuelle. Et probablement bien d'autres facteurs culturels et environnementaux ont conduit à une multiplication des genres, nous éloignant progressivement de notre binarité sexuelle d'origine.

Aborder les deux histoires qui suivent sous un angle essentiellement médical est donc *a priori* politiquement incorrect. La médecine ne s'est intéressée que récemment aux problèmes de reproduction et de sexualité. L'assistance à la procréation et la contraception datent des années 1960, la sexologie n'est guère plus ancienne. Quant aux problèmes liés à l'intersexualité, il eût mieux valu que certains médecins et chirurgiens ne s'y intéressent jamais.

Lili

Lorsque Einar Wegener naît en 1882 au Danemark, les sages-femmes disent en chœur « c'est un garçon » comme il est coutume d'annoncer le sexe du nouveau-né après un examen rapide des organes génitaux. Pourtant, dans de très rares cas – une naissance sur 5 000 environ –, il est difficile de dire immédiatement quel est le sexe de l'enfant. On ne connaissait pas encore les aneuploïdies[1] à cette époque et l'idée d'intersexualité était totalement irrecevable. Alors, quand on ne savait pas décider, on choisissait le sexe le plus ressemblant avec celui d'une fille ou celui d'un garçon ; parfois, on décidait au hasard. La définition

1 Une aneuploïdie est une anomalie du nombre de chromosomes, telle que la trisomie 21 (mongolisme). Pour les chromosomes sexuels, il existe environ 12 types d'aneuploïdie pouvant aboutir à l'intersexualité, mais, très souvent, l'enfant a un sexe d'apparence normale.

du sexe était exclusivement périnéale[2] et elle entraînait un classement binaire de tous les niveaux de détermination sexuelle[3]. Nos contemporains ont encore beaucoup de difficulté à concevoir des niveaux de détermination du sexe qui ne soient pas binaires. Pour Einar Wegener, les sages-femmes n'ont pas de doute, c'est bien un garçon, ses génitoires de nouveau-né sont celles d'un mâle.

Pendant son enfance, Einar continue à n'avoir aucun doute. Adolescent, il se demande comment douter de telles certitudes. Les filles sont si belles à regarder. Il aime leur démarche, la façon qu'elles ont de joindre leurs mains sous le menton ou de tendre le cou ; il est fasciné par leur nuque.

Lorsqu'il intègre l'Académie royale des beaux-arts à Copenhague, il y rencontre Gerda Gottlieb, une belle Française immigrée au Danemark. Comme lui, elle est passionnée de peinture et sa nuque est parfaite. Ils se marient en 1904. Il a vingt-deux ans, elle en a dix-neuf. Chacun d'eux se fera un nom dans la peinture, Gerda dans les portraits, dessins et illustrations de mode, Einar dans la peinture des paysages.

Gerda perçoit-elle l'ambiguïté sexuelle de son mari ? Probablement. Un jour que son modèle habituel est absent, elle demande à Einar de poser à sa place et d'endosser les habits, les bas et les talons hauts du personnage destiné à illustrer une revue de mode. Einar

---

2 Le sexe périnéal se résume aux organes génitaux externes visibles sur le périnée.

3 Aujourd'hui, les évolutions scientifiques et sociétales ont conduit à plusieurs autres niveaux de détermination du sexe : génétique, gonadique, gamétique, hormonal, gonophorique interne (organes génitaux internes), somatique (apparence, caractères sexuels secondaires), psychique (perception intime), libidinal (type d'attirance sexuelle) et enfin légal ou administratif. Il existe plusieurs cas très divers où tous ces niveaux ne sont pas corrélés.

se sent étrangement bien lors de cette séance de pose et il révèle tous ses talents de modèle à Gerda qui décide de recommencer l'expérience. Les deux artistes se prennent à ce jeu, qui devient à la fois sexuel et social. Einar s'y sent de mieux en mieux. Ils vont jusqu'à participer à des soirées où Gerda vient accompagnée d'Einar grimé et déguisé en femme. Gerda le présente à ses amis comme Lili, la sœur d'Einar, en les priant d'excuser Einar de n'avoir pas pu venir. La ressemblance entre Einar et sa sœur Lili est stupéfiante, seuls les meilleurs amis ont un doute sur la véritable identité de cette Lili. Les proches, ceux qui connaissent la vraie sœur d'Einar, eux, n'ont pas de doute ; ils observent l'étrange transformation de ce couple considéré comme un modèle d'harmonie conjugale. Gerda accepte d'autant mieux cette situation que son époux devient le modèle qui lui inspire ses plus beaux portraits. Ces femmes élégantes à la bouche fine, aux yeux en amande, au corps subtilement androgyne et aux pauses séductrices, deviennent un succès commercial.

Dans le monde des artistes, tout est possible ; cependant, le jeu prend des allures de plus en plus dramatiques au fur à mesure que l'évidence s'impose : Einar ne se sent pleinement heureux de vivre que lorsqu'il est dans la peau de Lili. Les relations sociales du couple deviennent difficiles. Même dans le milieu artistique plus tolérant dans lequel ils évoluent, leurs amis se détournent progressivement d'eux, à l'exception de quelques fidèles. En 1912, le couple décide de s'installer à Paris, la ville de tous les excès, la ville de l'art, de la mode, de la liberté et du libertinage. Einar sait qu'il pourra plus ouvertement et plus confortablement y vivre sa vie de femme. D'ailleurs, Einar n'existe plus ; il est devenu pleinement Lili sans espoir de retour. Gerda aussi l'a compris. Ce sera leur vie... Ils ne se quitteront jamais...

Gerda connaît le succès et peint de plus en plus. Lili a les moyens de vivre une vie de femme mondaine et presque épanouie. Leur secret tombe définitivement en 1913, lorsque le public apprend que les peintures de femmes sensuelles de Gerda ont un unique modèle : son mari. Le couple connaît alors la célébrité. Ce ne sont pas encore les Années folles, mais la vie du tout-Paris est follement frénétique.

Einar n'est pas homosexuel : ses quelques relations masculines sont des échecs ; il est simplement femme. Il veut devenir pleinement femme. Il commence par changer de patronyme : Einar Wegener disparaît définitivement et devient Lili Elvenes. Cela ne change rien au malheur enfoui dans ses viscères…

Gerda et leurs amis lui conseillent de consulter un psychologue.

— Il ne saura pas me transformer en femme et je ne veux rien d'autre.

— Non, mais tu es dépressif et il pourra t'aider.

Lili traîne alors son cas de psychologues sans subtilité en médecins ignares, de radiothérapeutes diplômés en charlatans inspirés, avec l'espoir de trouver celui qui saurait comment faire apparaître la femme dissimulée dans son corps d'homme : Lili, elle qui caresse parfois le rêve fou de pouvoir enfanter un jour.

Des amis lui parlent du docteur Magnus Hirschfeld, qui a fondé le premier institut de sexologie à Berlin et qui lutte activement pour la dépénalisation de l'homosexualité.

— Je ne suis pas un homosexuel, je suis une femme, répète inlassablement Lili.

— Oui, mais on dit qu'il est perméable à toutes les détresses sexuelles jusqu'à envisager des transformations chirurgicales.

Lili, très dépressive et ouvertement suicidaire, se rend alors à Berlin en 1930 pour rencontrer ce médecin, avec un espoir insensé.

L'orchiectomie est une intervention consistant à enlever les testicules ; cette chirurgie n'était réalisée qu'en cas de cancer. Pratiquer une telle opération pour convenance personnelle afin de diminuer le taux de testostérone était une barbarie. C'est pourtant ce qu'accepte le docteur Hirschfeld face à l'insistance et à la détresse de Lili. Lors de telles demandes de patients, hors des normes éthiques d'une époque, on est en droit de se demander si le médecin qui y accède le fait dans l'intérêt de la personne venue le consulter ou pour d'autres raisons : recherche, carrière, gloire, expérimentation. Quoi qu'il en soit, ce genre d'accord entre deux adultes consentants reste acceptable si le risque l'est également.

L'intervention réussit, privant définitivement Lili de testostérone. Elle cesse de peindre pour mieux enterrer son passé masculin, et elle obtient le changement de ses papiers d'identité pour porter officiellement le nom de Lili Elvenes[4]. Lili en veut davantage, elle souhaite ardemment devenir femme, la privation de testicules ne lui suffit pas.

Lili se rend alors à Dresde où sévit un certain Kurt Warnekros qui expérimente la chirurgie sexuelle sur des animaux et souhaite se faire un nom en ce domaine inexploré. De toute évidence, Lili est la candidate idéale pour démarrer l'expérimentation humaine. Il pratique une intervention où il lui retire le pénis et lui greffe des ovaires. Il dissimulera dans certains rapports que Lili

4 Lili est plus connue sous le pseudonyme de Lili Elbe qui lui avait été donné par la journaliste ayant relaté ses interventions à Dresde, au bord de l'Elbe.

possédait déjà deux ovaires rudimentaires, ne comprenant probablement pas que cela fût possible. Il ne pouvait pas savoir qu'Einer/Lili avait un syndrome de Klinefelter[5] totalement inconnu à l'époque. Bien qu'il soit difficile de juger nos confrères d'hier, la greffe d'ovaires était stupide et inévitablement vouée à l'échec. En effet, il a fallu deux nouvelles interventions, l'une pour retirer ces ovaires étrangers, l'autre pour corriger les dégâts causés par le rejet de greffe. Tout cela s'apparentait plus à de la boucherie qu'à de la chirurgie de réassignation sexuelle[6].

Les médias relatent largement ce premier cas de réattribution sexuelle conférant la célébrité à Lili et à son chirurgien. Certainement grisés par cette célébrité, les deux protagonistes de cette première mondiale n'ont pas su s'arrêter à temps, poussant Lili au délire et le chirurgien à la catastrophe.

Malgré ses bonnes relations avec Gerda, Lili demande l'annulation de leur mariage, car elle souhaite épouser un marchand d'art et va jusqu'à dire ouvertement qu'elle veut lui donner des enfants. Le divorce étant impossible puisque Einer avait disparu de l'état civil, il faut l'intervention du roi du Danemark pour établir un décret spécial. Le roi ne pouvait pas prendre le risque d'opposer un refus à ce couple célèbre.

---

5 Ce syndrome touche environ un garçon sur 500 ; il est dû à un chromosome X en trop, soit une formule sexuelle XXY. Le syndrome opposé est celui de Turner, où manque un chromosome X, soit une formule X0, qui touche une fille sur 2 500. Souvent, l'enfant possède un sexe périnéal d'apparence normale.

6 La réassignation sexuelle ou réattribution sexuelle est le nom actuel pour désigner l'ensemble des pratiques chirurgicales réalisées à la demande des intersexuels et des transsexuels. Si les patients s'en déclarent parfois satisfaits, les résultats de cette chirurgie restent contestables et ne règlent pas les divers problèmes physiques et psychiques liés à l'intersexualité.

Quant au chirurgien, il prend le risque de pratiquer en juin 1931 une vaginoplastie[7] et une greffe d'utérus pour que Lili puisse enfanter. Même avec un regard d'hier, ces deux interventions étaient vouées au massacre. La vaginoplastie était techniquement irréalisable puisqu'elle doit s'effectuer avec la peau du pénis et des testicules et que ceux-ci avaient déjà été retirés à Lili. La greffe d'utérus, encore difficile de nos jours, était une folie puisque Lili avait déjà fait un premier rejet de greffe. Comme prévisible, Lili rejette la greffe d'utérus et fait une septicémie dont elle meurt le 13 septembre 1931, après quatorze mois de calvaire et d'espoir.

Hier comme aujourd'hui, la réponse chirurgicale est rarement la bonne pour un problème essentiellement psychique et existentiel. La tendance actuelle est d'aider les intersexuels à vivre leur sexualité avec les organes qu'ils ont et de les accompagner dans leur souffrance morale. Mais, en médecine comme ailleurs, toutes les demandes trouvent toujours une offre. Et la loi du marché ne se préoccupe d'évaluer ni le rapport bénéfices-risques ni le résultat global à long terme, mais seulement l'immédiateté pécuniaire.

Einer/Lili a été le/la patient(e) zéro de la réassignation sexuelle chirurgicale, ses mésaventures s'expliquent par ses souffrances, son opiniâtreté et sa rencontre avec un chirurgien téméraire et autocentré. Tous deux étaient adultes et ont agi après avoir dialogué et obtenu un consentement mutuel. Notre critique se doit donc d'être mesurée. Cette barbarie du bistouri n'est rien à côté de

7 Très lourde opération chirurgicale consistant à retirer les testicules et le pénis dont la peau est retournée pour être recousue à l'intérieur du corps. Le gland sert à créer un clitoris, le prépuce à créer les petites lèvres et le scrotum à créer les grandes lèvres.

la tyrannie psychologique et de la manipulation mentale du patient suivant.

David

La circoncision est une coutume très ancienne et toujours vivace chez de nombreuses populations. On en ignore l'origine exacte, certainement plus de 3 000 ans avant Jésus-Christ dans la Haute-Égypte, pour des raisons probablement hygiéniques, devenues rituelles par la suite. Cette intervention n'est pas anodine et a un rapport bénéfices-risques négatif, malgré quelques études suggérant une possible diminution de la transmission du sida. Le reproche que l'on peut faire à la circoncision n'est pas de se maintenir par le seul fait d'être un rite, c'est d'être une mutilation décidée sans le consentement du principal intéressé. Là encore, le sujet est politiquement incorrect.

La santé de Bruce Reimer a été très gravement altérée par la circoncision jusqu'à provoquer sa mort. La succession des erreurs médicales sur ce pauvre garçon est un dramatique inventaire à la Prévert.

Né dans le Manitoba, au Canada, en 1965, il subit une circoncision non rituelle à l'âge de huit mois pour traiter un phimosis[8]. En ces années 1960, ceux qui pratiquaient de telles interventions auraient déjà dû savoir que le vrai phimosis est une maladie congénitale très rare et qu'il est impossible de poser un tel diagnostic avant six ans, âge à partir duquel le prépuce se rétracte naturellement. Les seuls phimosis persistants après six ans sont des paraphimosis dus précisément aux manipulations répétées et intempestives pour rétracter le prépuce.

8 Le phimosis est un rétrécissement de l'orifice du prépuce empêchant sa rétraction.

Bref, le phimosis disparaîtra de la surface de la Terre lorsque l'on arrêtera de vouloir à tout prix rétracter le prépuce des garçons. Répétons qu'en ce qui concerne les choses du sexe, les édifices culturels bâtis autour de notre espèce ont la vie dure.

Le malheur de Bruce serait bien faible s'il s'était réduit à une circoncision pour un phimosis qui n'existait pas. Ce ne serait que l'un des millions d'actes de surmédicalisation effectués chaque année avec les honoraires du praticien comme seul objectif.

Le 27 avril 1966, le chirurgien Jean-Marie Huot pratique la circoncision de Bruce avec une machine à cautériser électrique de marque Bovie. Deuxième erreur puisque l'utilisation de cette machine était contre-indiquée pour traiter les extrémités des doigts et les organes génitaux. Mais, lorsque les praticiens ont un tout nouveau jouet, ils sont tentés de l'utiliser, ce qui explique l'abondance des examens inutiles dont le but est d'amortir les coûteux scanners ou fibroscopes. Les délabrements provoqués sur le pénis de cet innocent nourrisson par l'électrocoagulateur ont été si importants qu'il a fallu pratiquer une pénectomie, c'est-à-dire une amputation du pénis. Tout simplement. Privant à jamais Bruce de jouer avec son zizi et ses parents et médecins de s'acharner sur son prépuce pour le rétracter.

L'affaire pourrait s'arrêter là et nous laisser hésiter entre la colère contre l'humanité qui génère lucre et stupidité ou la pitié pour la même humanité qui les supporte. Non, l'histoire continue... Bruce, après avoir subi l'erreur diagnostique d'un médecin et l'erreur opératoire d'un chirurgien, devait encore affronter les théories d'un psychologue, plus mutilantes encore...

Bruce Reimer avait un vrai jumeau prénommé Brian. Tous les deux ont eu le diagnostic de phimosis, mais, après les ennuis de son frère, Brian a miraculeusement échappé à la circoncision qu'il devait subir lui aussi. Profitons-en pour dire que le phimosis de Brian a guéri normalement plus tard, confirmant l'inutilité du diagnostic et de l'intervention. Je ne parle pas ici du jumeau de Bruce dans le seul but de condamner la circoncision médicale, mais parce que ces deux jumeaux, l'un sans pénis, l'autre pourvu de cet organe essentiel aux garçons, ont fait l'objet d'une nouvelle expérimentation chirurgicale et également psychologique. De quoi redouter le pire…

Les parents de Bruce, désemparés et culpabilisés, ont écouté divers conseillers leur recommandant de consulter un psychologue. La psychologie a toujours su se parer des atours de l'omniscience ; elle était donc tenue pour être capable de venir au secours d'un garçon malencontreusement privé de pénis.

C'est John Money qui proposa son aide à Bruce, pour son plus grand malheur. Ce psychologue et sexologue s'était fait une réputation dans le domaine du développement sexuel et de l'identité de genre. Il était convaincu que le genre était une construction intellectuelle résultant de l'éducation. Il avait pris à la lettre la formule provocatrice de Simone de Beauvoir : « On ne naît pas femme, on le devient. » Pour lui, il suffisait de contraindre le changement ; il était un fervent défenseur de la réassignation sexuelle forcée chez les intersexuels. Il fallait impérativement les rendre conformes au modèle anatomique binaire : mâle ou femelle. Ce psychologue était sans doute très influent, personne ne lui avait fait remarquer la contradiction profonde qu'il y avait entre sa certitude d'une grande plasticité de l'identité sexuelle et son aveuglement devant la variabilité du sexe anatomique. Double méconnaissance du psychisme et de l'anatomie.

Cet apprenti sorcier conseilla donc aux parents de Bruce de lui faire retirer les testicules et de l'élever en tant que fille. Comme tout paraissait soudainement simple ! Et les parents s'exécutèrent, ils firent retirer les testicules de leur fils à vingt-deux mois, changèrent son prénom en Brenda et lui achetèrent de « vrais » habits de filles et de « vrais » jouets de filles. Des emplâtres de « vrai » sur des leurres de « vrai ». Comme si le meilleur moyen de dissimuler une erreur médicale était d'en commettre une autre.

Revenons-en à Brian, le frère de Bruce/Brenda. Ce jumeau était une aubaine pour John Money, car il allait lui permettre de faire valider sa propre théorie du genre aux yeux de tous, grâce à une expérimentation que nul autre n'aurait jamais l'opportunité de réaliser. En effet, les deux enfants avaient partagé le même environnement intra-utérin, ils partageaient les mêmes gènes et le même milieu familial. Enfin, il s'agissait d'une première réassignation sexuelle chez un vrai garçon ne présentant aucune forme d'intersexualité chromosomique, ni aucun trouble de la différenciation sexuelle hormonale. Un parfait sujet d'expérimentation en vue d'une retentissante publication que s'arracheraient toutes les revues scientifiques.

Et notre pauvre Bruce/Brenda dut subir les séances de psychothérapie du grand théoricien pendant des années, séances destinées à inverser son identité sexuelle en le transformant psychologiquement en fille. John Money lui prescrivit des œstrogènes pendant toute son adolescence pour lui faire pousser les seins. Brenda ferait sa gloire en confirmant la réussite complète d'une réassignation sexuelle.

Lorsqu'une théorie se heurte au mur de la réalité expérimentale, les théoriciens peuvent devenir fous, menteurs ou méchants, voire les trois à la fois. Plus Brenda continuait à se sentir garçon et exclusivement garçon, plus John Money disait que l'expérience était une réussite. Ses publications successives sur le « cas John/Joan », ainsi qu'il les titrait, confirmaient la réussite de la réattribution sexuelle. Il écrivait que les comportements de Brenda et Brian était conformes à ceux de tous les frères et sœurs, l'un réagissant comme une fille, l'autre comme un garçon. Les publications savantes ne prenaient pas la peine de définir ce qu'étaient les réactions de fille et les réactions de garçon, car cela était supposé tomber sous le sens.

À la puberté, les seins de Brenda, façonnés par les œstrogènes prescrits, devenaient alors un élément de confirmation. Curieusement, pour John Money, les seins devenaient soudain le seul contenant de l'identité sexuelle. Il avait décidément une vision de plus en plus réductrice de la sexualité binaire. Il se disait convaincu que l'on pourrait à loisir pratiquer des réassignations sexuelles, y compris dans les cas où il n'y avait aucune intersexualité. Même Simone de Beauvoir a dû se retourner dans sa tombe.

À l'âge de treize ans, Brenda passa par une phase de dépression suicidaire et déclara à ses parents qu'elle se tuerait s'ils l'obligeaient encore à voir John Money.

Brenda, la fausse fille, se sent devenir de plus en plus garçon, sa voix devient grave, il regarde exclusivement les filles. Money ne s'arrête pas à de tels détails et lui propose alors une vaginoplastie. Brenda, du haut de ses treize ans, refuse énergiquement. Elle/il refuse également les œstrogènes et se fait prescrire de la testostérone. Les parents, jusqu'alors manipulés et soumis, se décident à mettre fin aux psychothérapies de leur fils. John Money juge alors plus prudent de cesser les publications sur le cas John/Joan.

Plus trivialement, l'échec de John Money a été si total qu'à l'âge de quinze ans Brenda décida de redevenir un garçon et de s'appeler David. Que pouvait-il advenir de Bruce/Brenda/David, un vrai garçon, privé de pénis et de testicules, fruit d'une somme d'erreurs parentales et biomédicales, avec un cerveau laminé par des années de psychothérapie contrainte, une identité brutalisée par un forcené du genre ?

Il se fit faire une double mastectomie[9] à l'âge de vingt-deux ans, il tenta deux opérations de phalloplastie[10] et se maria avec une femme déjà mère de trois enfants. Les drames continuèrent à se succéder à un rythme effréné. Son frère jumeau Brian supporta fort mal la découverte de la vérité et développa de graves troubles mentaux, il eut de graves problèmes relationnels avec ses parents qu'il accusa de tous ses maux et se sépara de sa femme.

Le nouveau David Reimer – il avait gardé son nom de famille – se décida à écrire son histoire de patient zéro de la réassignation sexuelle forcée. Son livre permit de faire régresser cette chirurgie et de ne plus jamais l'imposer aux mineurs. L'exutoire de l'écriture n'a pas suffi à réparer les erreurs cumulées sur sa personne et le drame de son suicide à l'âge de trente-huit ans lui a permis de se mettre en conformité avec les autres drames de sa vie. Son frère jumeau Brian, dont les troubles s'étaient aggravés, s'était suicidé deux ans auparavant.

Pauvres parents à qui personne n'avait osé dire que le prépuce est un bout de peau comme les autres.

---

9 Ablation des seins.

10 Chirurgie de reconstruction du pénis. Très difficile.

9

Deux numéros particuliers

Plusieurs bactéries que nous abritons peuvent se transformer en fonction des circonstances, elles peuvent passer du statut de tranquilles souches symbiotiques ou commensales à celui de violentes souches pathogènes[1]. C'est le cas des staphylocoques et streptocoques, d'*Helicobacter pylori* et d'*Escherichia coli*, également nommé colibacille. Ce dernier est particulièrement fantaisiste.

Le surprenant numéro 1917

La folie guerrière des hommes est une aubaine pour les virus et les bactéries. Pendant la Grande Guerre, les diarrhées, le typhus et la grippe ont tué beaucoup plus de soldats que les canons et les baïonnettes.

Les guerres, qui avaient permis les progrès de la chirurgie, ont aussi permis des avancées en micro-

1 La symbiose est l'association mutuellement bénéfique de deux espèces. Une espèce commensale se nourrit des déchets d'une autre sans lui nuire. Une espèce pathogène est une espèce qui provoque une maladie chez son hôte.

biologie. En 1917, un soldat allemand est étrangement épargné par l'épidémie de dysenterie qui frappe tous ses frères d'armes. Pendant que typhoïde, paratyphoïde et autres salmonelloses se succédaient et emplissaient les hôpitaux où la contagion redoublait de vigueur, ce soldat restait sain.

Le docteur Alfred Nissle, responsable d'un hôpital militaire proche de Fribourg, s'intéressait depuis quelque temps à un étrange phénomène. Il avait constaté que certaines bactéries empêchaient le développement d'autres bactéries. Plus de dix ans avant qu'Alexander Flemming ne découvre que le champignon *Penicillium* empêchait le développement des staphylocoques, Nissle avait déjà constaté que certains colibacilles empêchaient le développement des salmonelles. En interrogeant ce soldat, il apprend qu'il a toujours échappé aux hécatombes des précédentes diarrhées de la région. Il avait aussi été miraculeusement épargné par une grave épidémie de shigellose[2] alors qu'il combattait dans les Balkans.

Nissle se demande alors si ce soldat est porteur d'une bactérie protectrice. Il examine ses selles au laboratoire et découvre un colibacille différent de ceux qui peuplent naturellement notre intestin. La famille des colibacilles est nombreuse, houleuse et disparate. Nissle prend alors la peine d'isoler ce colibacille apparemment inoffensif. Il ne sait pas que ce microbe deviendra le sujet d'intenses recherches, toujours en cours, et qu'il portera son nom et le numéro de l'année de sa découverte : *Escherichia coli Nissle 1917* (*EcN1917*) ou plus simplement *EcN*.

La génétique permettra de découvrir que certains colibacilles portent des gènes de virulence, d'autres non. *EcN* n'en porte pas, et il possède des gènes supplé-

2 Nom donné à une diarrhée provoquée par *Shigella dysenteriae*.

mentaires qui lui permettent de résister aux bactéries intestinales pathogènes, voire de les éliminer. Un très gentil colibacille qui a acquis de nouveaux gènes par le processus du transfert horizontal. Ce processus consiste en un échange direct de gènes entre bactéries ; on découvrira plus tard que c'est le principal processus utilisé par les bactéries pour développer leur résistance aux antibiotiques. *EcN* avait progressivement intégré dans son génome des gènes qu'il avait obtenus de ses voisines du microbiote intestinal. *EcN* est donc le premier antibiotique naturel découvert par hasard, comme l'a été le *Penicillium*.

On a constaté plus récemment qu'il possède des propriétés anti-inflammatoires et une légère action contre les maladies inflammatoires chroniques de l'intestin (MICI)[3]. Ces maladies évoluent par poussées dont *EcN* diminue un peu le rythme.

Comme toujours en médecine, les marchands ont fini par dominer la scène ; certains pays, comme la Suisse où l'enthousiasme médicamenteux est endémique, ont transformé l'*EcN* en un probiotique[4] indiqué dans le traitement des inflammations intestinales. D'autres vont jusqu'à le proposer dans le syndrome de l'intestin irritable, c'est-à-dire chez tout le monde, car ce diagnostic est un véritable passe-partout.

Tout serait merveilleux si la vie était réductible au commerce. La science, qui connaît la fragilité des équilibres du vivant, a constaté que le probiotique *EcN* produit aussi une substance toxique pour les cellules intestinales et qu'il favorise le cancer du côlon. Les

3 Ce sont des maladies auto-immunes dont les deux plus connues sont la maladie de Crohn et la rectocolite hémorragique.

4 Un probiotique est un médicament contenant un microorganisme vivant.

bénéfices du court terme risquent donc d'être toxiques à long terme. C'est une constante : le dopage permet parfois de gagner la course mais il ampute la durée de vie, les antidépresseurs améliorent l'humeur mais aggravent les dépressions, les anti-inflammatoires soulagent la douleur mais détériorent les reins, les antalgiques transforment les douleurs aiguës en douleurs chroniques, les antibiotiques soignent les infections mais aggravent les résistances. *EcN* protège des diarrhées mais il fragilise probablement l'intestin. Nous n'en sommes pas encore certains, nous ne savons pas tout de ce colibacille passé sous tous les microscopes des chercheurs. Les polémiques abondent, particulièrement en cette période où le microbiote intestinal est devenu une star de la science et des médias, fâcheux mélange des genres qui contribue à retarder l'heure de la vérité.

En revanche, nous pouvons affirmer que ce soldat inconnu est le patient zéro des antibiotiques et de l'antibiorésistance. Ses intestins n'ont inventé ni les uns ni l'autre, mais ils ont conduit de nombreux chercheurs sur les chemins de leur découverte. Les intestins de ce soldat ont aussi permis de dévoiler les batailles et les stratégies de nombreuses espèces de notre faune intime.

L'étrange numéro 83972

Lors de la visite médicale à l'école de Göteborg, le médecin signale à Selma qu'elle a une forte infection urinaire.

— As-tu mal en urinant ?

— Non.

— As-tu souvent besoin d'uriner ?

— Non.

— As-tu parfois des douleurs dans le ventre ou les reins ?

— Non.

— As-tu eu de la fièvre au cours des derniers mois ?

— Non.

— Tes urines sont-elles parfois rouges ou rosées ?

— Non.

Le médecin hésite à demander à Selma qui vient d'avoir quinze ans si elle a déjà eu des rapports sexuels. Elle est jolie et, en Suède comme ailleurs, les filles sont de plus en plus précoces.

— As-tu un petit ami ?

— Oui, mais...

— Mais ?

— C'est seulement un bon copain.

Tous deux se sont compris, il n'est pas nécessaire d'aller plus loin ; une infection urinaire aussi massive avec un germe aussi banal qu'un *Escherichia coli* ne peut pas avoir pour seule origine un rapport sexuel entre adolescents.

— Donc tu n'as aucun symptôme particulier à me signaler ?

— Non, je vais très bien.

Le dossier révèle que Selma a déjà reçu deux fois des antibiotiques, sans résultat. Le praticien souhaite alors en savoir plus sur cette infection urinaire chronique...

Plusieurs examens révèlent que la vessie de Selma ne se vide jamais complètement. Cette stagnation favorise la prolifération de germes de toutes sortes. Celui de Selma est un colibacille, mais il ne s'agit pas d'un type usuellement présent dans le microbiote naturel de l'intestin, de ceux qui viennent parfois coloniser le système urinaire, surtout chez les femmes. On essaie alors d'autres antibiotiques, le colibacille de Selma résiste à tous ceux qu'on connaît. Selma demande pourquoi on s'acharne à la traiter, puisqu'elle ne souffre d'aucun symptôme. Mais, même en Suède où l'on utilise bien moins d'antibiotiques qu'en France ou dans d'autres pays, les médecins n'aiment pas ce qui sort de l'ordinaire. Et puis, lorsqu'un microbe prolifère dans le système urinaire, on a peur qu'il atteigne les reins et les détruise irrémédiablement.

Des examens plus poussés révèlent la présence d'une souche encore inconnue de colibacille à laquelle les bactériologistes donnent le numéro 83972 et le sérotype O nt/K5[5].

Trois ans après sa première analyse d'urine, Selma se voit attribuer le diagnostic officiel de bactériurie asymptomatique[6]. La médecine commence habituellement par nommer avant de comprendre, car un nom permet de rendre l'ignorance plus présentable. Par la suite, un nom peut être modifié lorsque l'on a compris le mécanisme de la maladie. Ainsi, la phtisie galopante est devenue tuberculose pulmonaire, le mal sacré est devenu épilepsie, l'angine de poitrine est devenue coronaropathie ischémique, l'hystérie est devenue trouble somatoforme. Selma est donc atteinte d'une bactériurie asymptomatique, due à l'*Escherichia coli 83972 de sérotype O nt/K5.* Voilà qui nous suffit largement pour la face visible de l'ignorance ; découvrons-en maintenant la face cachée. En toute logique, l'exploration de la face cachée de l'ignorance devrait conduire à une vérité provisoire. Cela a été le cas pour l'étrange *E. coli* de Selma.

5 Les microbes sont généralement nommés d'après les initiales de deux de leurs antigènes principaux. Ici, l'antigène O est absent ou non typable, et l'antigène K est le 5.

6 « Bactériurie » signifie forte présence de bactéries dans les urines, et « asymptomatique » signifie qu'il n'y a aucun symptôme ressenti par le patient.

Depuis sa découverte dans les années 1980, ce colibacille ne cesse de surprendre par ses facultés d'adaptation et ses ruses. Il est capable de réguler plusieurs de ses gènes de virulence[7] pour ne pas déranger son hôte : voilà qui explique l'absence totale de symptômes. Il a appris à résister à tous les antibiotiques : voilà qui explique l'échec de toutes les tentatives pour l'éliminer. Ce colibacille s'est probablement demandé, lui aussi, pourquoi les médecins s'acharnaient à vouloir l'éradiquer alors qu'il ne provoquait ni gêne ni symptôme !

La plus importante faculté de cet *E. coli* est de pouvoir coloniser tout le tractus urinaire et de défendre ardemment le territoire ainsi conquis. Ce 83972 n'a de cesse qu'il n'ait éliminé aussi bien les gentils colibacilles du microbiote naturel que les méchants intrus.

Selma et son colibacille commensal avaient trouvé la parade parfaite contre toutes les vraies infections urinaires, celles qui sont graves ou douloureuses. Selma a permis aux médecins de constater que la nature fait parfois bien les choses, et que l'évolution est une réalité incontournable en biologie, y compris chez *Homo sapiens* !

Depuis Selma, le n° 83972 est utilisé comme traitement. En introduisant ce germe dans la vessie de patients ayant de graves infections urinaires récidivantes, on les soigne de manière plus efficace qu'en variant les antibiotiques. Cela est fort appréciable chez les patients alités ou paraplégiques chez lesquels les infections urinaires sont un vrai problème. C'est la première utilisation thérapeutique d'une bactérie pathogène devenue commensale. Soulignons l'écologie et l'élégance de ce traitement.

---

7 Notamment des gènes codant les pilines et les adhésines, sans toutefois modifier l'adhérence de ces bactéries à la paroi de la vessie.

Ainsi, *E. coli,* qui est déjà l'un des principaux commensaux de notre intestin, peut donc aussi devenir un allié pour notre système urinaire, à condition de ne pas chercher à l'éliminer systématiquement dès qu'il est détecté lors d'un examen bactériologique d'urine[8]. La recherche se penche maintenant sur les mutations et mécanismes épigénétiques qui ont permis l'apparition de la souche 83972. Ces mécanismes sont proposés comme modèles d'évolution d'un pathogène vers la symbiose.

La souche de colibacille actuellement utilisée comme « bactériothérapie » est toujours celle qui provient de cette jeune écolière suédoise. L'évolution nous aide à comprendre comment, en trois ans de séjour dans la vessie de Selma, il y a eu 30 000 générations bactériennes qui ont suffi à ce colibacille pour obtenir les mutations nécessaires au développement d'un début de commensalisme.

Selma est vivante, elle doit avoir la cinquantaine. Remercions-la d'avoir produit ce colibacille 83972 qui a été bon pour elle et qui l'est désormais pour nous tous.

---

8 Lorsqu'une analyse d'urine révèle la présence de bactéries, il ne faut pas conclure à une infection urinaire. C'est hélas une erreur très fréquente. On doit considérer qu'il y a infection seulement lorsque le nombre de germes est supérieur à 100 000/ml.

10

Le silence d'Unsa

Unsa est très belle quand elle ne parle pas.

Lorsqu'elle essaie de s'exprimer, ses lèvres et ses joues se contractent de façon désordonnée. Chaque syllabe est une aventure, chaque mot est une souffrance, chaque phrase est une prouesse. Lorsque son interlocuteur manifeste qu'il a compris ce qu'elle voulait dire, alors un grand sourire encore chargé de spasmes illumine son visage et le calme retombe lentement sur ses muscles peauciers. Elle retrouve alors son visage de madone songeuse.

Unsa ne sait ni lire ni écrire. Au Pakistan, ce n'est pas un problème pour se marier. En ces années 1940, l'école est encore un luxe, tout particulièrement pour les filles. Les parents la donneront au premier garçon sérieux qui la demandera. Elle est habile, elle a une bonne santé, et ses parents se demandent pourquoi Allah a mis autant de désordre dans les mots de sa bouche. Eux qui pratiquent la religion avec zèle et dont tous les enfants parlent sans peine.

Lorsque Zahid regarde Unsa, belle comme le soleil dans son sari rouge, il en devient muet. Ce mutisme est une aubaine, il évite à Unsa l'avilissement de ses réponses indéchiffrables. Le silence qui les unit se renforce de jour en jour. À quoi pourraient servir les mots ? Les corps d'adolescents ont des expressions où l'essentiel ne fait pas défaut.

Les parents d'Unsa attendent patiemment la demande en mariage que Zahid sera bien obligé de prononcer un jour. Pas trop tôt, car leurs deux corps sont encore jeunes ; pas trop tard, car la fécondité des femmes est éphémère.

Quand Zahid a compris que les spasmes verbaux d'Unsa ne diminuaient pas son désir, quand il a compris que sa beauté ne serait jamais altérée par les secousses des mots, il a trouvé le courage de la demander à ses parents. Et ce sont eux qui ont répondu pour Unsa, ainsi que le veut la tradition. Leur mariage a été sonore et coloré comme toujours au Pakistan. Les mariés se regardaient pendant que la musique couvrait les mots superflus des convives…

Le travail manque de façon chronique au Pakistan. Le jeune couple éprouve le besoin de fuite. L'Angleterre est l'échappée naturelle du Pakistan, les usines de l'Occident sont le paradis du travail. Les manufactures textiles de Londres battent leur plein et ont besoin de bras. Zahid Ke est travailleur. Tout est pour le mieux. Le jeune couple part s'installer dans la banlieue sud de Londres. Là-bas, comme ailleurs, il suffit de travailler le jour et de s'aimer la nuit pour que la vie prospère. Zahid apprend progressivement à décrypter les codes verbaux d'Unsa, il s'habitue aux uns et s'arrange des autres. La vie n'a pas attendu les mots pour se répandre.

Leur premier bébé est une fille, Faiza. Elle gazouille comme tous les bébés du monde, et les parents y répondent par d'autres gazouillis. Faiza est magnifique.

Son père s'évertue à lui fournir des mots plus structurés que ceux de sa mère, mais les gazouillis de Faiza tardent à prendre la forme de mots… Il faut se rendre à l'évidence, la malédiction de la mère a frappé la fille. Le deuxième bébé est encore une fille. Elle aussi a la parole troublée. C'est donc une maladie de fille, il faut se dépêcher de faire un garçon pour conjurer le sort…

Tahir arrive enfin, un vrai garçon, vigoureux comme ses deux sœurs aînées… Zahid et Unsa font semblant de ne pas attendre ses mots de nourrisson. Les premiers qui arrivent se fracassent au bord de la bouche et Tahir fait de gros efforts pour les relever… Il n'y parvient pas souvent. Ce n'est pas qu'une maladie de fille, c'est aussi une maladie de garçon.

Lorsqu'une malédiction s'installe, elle devient un statut, la malchance fait partie de l'environnement, de la vie intime, elle n'entrave pas la routine des ventres féconds… Le quatrième bébé est encore une fille aux mots tordus…

Lorsque le cinquième enfant naît, c'est un garçon. Le père, les voisins, les amis parlent au nourrisson sans espoir de retour… Et le miracle se produit. Les mots et les phrases se structurent comme ils ont l'habitude de le faire chez tous les petits d'homme. Un seul des cinq enfants de la famille Ke a échappé à l'étrange trouble du langage. Unsa et Zahid attendaient-ils cela pour mettre un terme à la procréation ? Ils n'auront pas d'autres bébés. Leurs enfants seront encore plus prolixes. Ils seront à l'origine d'une généalogie biblique jonchée d'espérances et de malédictions dont ils feront fi…

Leur première fille a neuf enfants (six garçons et trois filles). Le premier garçon hérite du trouble du langage de sa mère et de sa grand-mère. Il est suivi par deux garçons et une fille qui lisent, écrivent et s'expriment normalement. Ils sont suivis par un garçon atteint, un garçon indemne et une fille atteinte. Puis arrivent deux jumeaux hétérozygotes[1] : un garçon indemne et une fille atteinte.

Leur deuxième fille engendre quatre filles dont deux atteintes et un garçon atteint.

Leur garçon atteint se marie, engendre un garçon normal et devient veuf. Sa deuxième femme enfante trois filles dont une seule présente le trouble.

Leur troisième fille met au monde deux filles indemnes et deux garçons atteints.

Leur garçon indemne engendre deux enfants normaux.

Cette longue liste de trente descendants directs compte quatorze personnes atteintes du trouble sévère de la parole de leur aïeule Unsa. Une cascade de résiliences où le pouvoir séducteur et le désir d'enfant ont été épargnés.

En 1990, l'un des petits-enfants consulte un généticien de l'Institut de santé de l'enfance. Cette consultation va conférer à Unsa Ke une célébrité mondiale dans le milieu des généticiens. Elle qui n'avait jamais entendu le mot « génétique ».

Bien que tous les membres de cette grande famille ne s'appellent pas Ke, on parlera du syndrome de la famille Ke : un trouble de la parole, de la lecture et de l'écriture qui ne ressemble à rien de connu et dont la forte hérédité signifie que le support génétique doit être assez facile à trouver.

Il ne faut pas confondre les troubles du langage avec les troubles de la parole : les premiers sont une impossibilité de penser les mots ; les seconds sont une

1 Les jumeaux hétérozygotes sont les faux jumeaux.

difficulté à les prononcer et à organiser les phrases. Dans les premiers, les patients ne comprennent pas ou mal leur langage ; dans les seconds, ils connaissent les mots et comprennent ce qu'on leur dit, mais les mouvements nécessaires à la parole sont difficiles. Le bégaiement est un trouble léger de la parole. La famille Ke a un trouble important de la parole. Les problèmes articulatoires sont les plus importants, expliquant les « grimaces » d'Unsa et de ses descendants. Ils ont aussi des troubles grammaticaux : tous lisent avec peine et plusieurs d'entre eux ne savent pas écrire.

On ne nomme jamais une maladie par le nom du premier patient décrit, mais par le nom du premier médecin à la décrire ou par un nom savant. Pour la famille Ke, on a choisi le nom de « dyspraxie[2] verbale développementale ». Il s'agit d'un trouble du développement d'origine génétique classé dans la catégorie fourre-tout des « troubles spécifiques mixtes du développement ».

En 1998, un généticien constate que les membres de la famille Ke portent une anomalie sur un segment du chromosome 7. Il constate une anomalie strictement identique chez un jeune homme n'appartenant pas à la famille Ke mais présentant les mêmes troubles du langage. Dès lors, tous les gènes du chromosome 7 de la famille Ke vont être scrupuleusement séquencés.

Ce n'est qu'en 2000 que le gène muté d'Unsa Ke est formellement identifié. Ce gène commande la synthèse d'une protéine au nom barbare de « Forkhead-Box P2 ». Lorsque l'on utilise le terme *box* pour un gène ou une

2 La dyspraxie est une difficulté à exécuter des mouvements automatiques alors qu'il n'y a aucune paralysie. La dyspraxie verbale concerne les mouvements automatiques du langage articulé.

protéine, cela signifie que la structure de ce gène ou de cette protéine a franchi de très nombreuses branches de l'arbre généalogique des espèces pendant des millénaires sans être modifiée. Comme si cette structure était enfermée dans une « boîte » (*box*) très hermétique. Les Forkhead-Box sont abrégées en « Fox » suivi d'une lettre et d'un numéro pour les classer et les différencier. Le gène Foxp2 commande une succession de gènes dans des régions du cerveau dédiées à la coordination, à la communication et au décryptage d'informations venant du cortex.

La découverte du gène muté Foxp2 sur le chromosome 7 des membres de la famille Ke a déchaîné les passions. Les généticiens ont trouvé là une extraordinaire opportunité pour chercher d'éventuels facteurs génétiques de l'apparition du langage. Des expériences dans diverses espèces ont montré l'importance de ce gène dans le développement de la communication et des capacités grammaticales. De très petites mutations de ce gène entraînent de profondes modifications du langage et de la communication. Il n'y a que deux changements mineurs de ce gène entre les chimpanzés et les humains. Ces deux petites mutations suffisent à provoquer une cascade de modifications dans l'expression de 116 gènes dans les aires cérébrales du langage. Des souriceaux modifiés génétiquement par greffe du gène Foxp2 humain émettent davantage d'ultrasons pour communiquer avec leur mère ; lorsque l'on greffe le gène Foxp2 de la famille Ke, on ne constate aucun progrès. Les jeunes canaris privés de Foxp2 sont moins aptes à imiter le chant de leurs parents. On a poussé les recherches jusqu'à l'homme de Neandertal et constaté qu'il avait un Foxp2 identique à celui de *sapiens*. On en a conclu que Neandertal devait posséder un langage malgré une conformation du larynx différente de la nôtre. La concordance des résultats de toutes ces recherches a conduit les grands médias à titrer sans nuances que l'on avait découvert le gène de la parole.

Il est certain que les descendants d'Unsa Ke ont permis de découvrir l'un des gènes les plus importants connus à ce jour dans l'apparition du langage chez *Homo sapiens.* Mais Foxp2 seul ne suffit pas pour acquérir la parole, il est présent chez tous les mammifères, ainsi que chez des oiseaux, des poissons, des abeilles et même des champignons. Aucune fonction élaborée ne peut reposer sur un gène unique.

Unsa Ke et ses nombreux descendants nous ont néanmoins permis de faire d'immenses progrès dans le labyrinthe génétique de la communication et du langage articulé. Le silence de la belle Unsa a été très fécond, il est le silence zéro de la généalogie du langage. Présentons nos respects à la madone Unsa.

11

Immortelle Henrietta

L'immortalité est le plus vieux rêve de l'humanité, il est à l'origine de toutes les religions. Ce rêve anthropologique est devenu le plus puissant des outils mercatiques, il a pris le nom de transhumanisme et rapporte déjà beaucoup d'argent aux géants de l'informatique. Les nouveaux prélats sont des marchands qui exploitent la même naïveté que les prêtres d'antan. Le besoin de croyance est une inépuisable source de profit.

Malgré la somptuosité de leurs tombes, les corps et cellules des pharaons, des empereurs et des rois ont subi le même destin que celui de leurs plus misérables sujets dans les fosses communes. Ironie du sort, c'est une femme confrontée à toutes les injustices qui est aujourd'hui la seule personne pouvant prétendre à l'immortalité.

Henrietta Pleasant a quatre ans lorsque sa mère meurt en mettant au monde un dixième enfant. Voilà un fort mauvais départ pour une jeune métisse dans la Virginie des années 1920. Avec sa peau presque blanche et une discrimination plus discrète qu'à l'époque de l'esclavage, elle n'aura à surmonter en totalité que la misère et le sexisme. De quoi bien remplir une vie sans éprouver le besoin de la prolonger indéfiniment.

Henrietta a quatorze ans quand, à son tour, elle met au monde un premier enfant. Les pauvres se reproduisent souvent plus tôt que les riches, car ils ont le pressentiment de leur brièveté. Le père a dix-neuf ans, il s'appelle David Lacks, c'est son cousin germain. Les deux cousins, aussi misérables l'un que l'autre, avaient été recueillis par leur grand-père. Elle a dix-huit ans à la naissance de son deuxième enfant. Le nouveau-né présente rapidement des troubles du développement. La misère a ses préférences.

À vingt ans, elle devient Henrietta Lacks en épousant le père de ses deux enfants. Le couple travaille dur et, après quelques déménagements d'une usine à l'autre, une banque accepte un crédit pour une première maison dans le Maryland. Au moment où germe l'idée d'une vie paisible, David est appelé pour la guerre, seule entreprise humaine qui ne pratique pas la discrimination.

La paix revient et le couple a trois autres enfants. On ne sait jamais... La vie est fragile... Après son cinquième accouchement, Henrietta développe un cancer du col de l'utérus à évolution excessivement rapide. Le cancer, moins sélectif que la misère, a néanmoins quelques inclinations. Elle est transférée dans un hôpital pour Noirs, car une peau qui n'est pas complètement blanche abrite inévitablement une physiologie noire. Hospital for the Negro Insane (« Hôpital pour nègre fou »), de tels noms ne s'inventent pas. C'est là que les médecins prélèvent deux échantillons de son utérus et tentent un traitement au radium... Lorsqu'elle meurt huit mois plus tard, son cancer a métastasé dans tout le corps. Elle a trente et un ans. Elle a cinq enfants dont le dernier a dix-huit mois. Leur père saura se débrouiller...

On demande au veuf si l'on peut prélever quelques échantillons de divers organes de sa femme pour essayer de comprendre la fulgurance de ce cancer. Lorsque l'on est descendant d'esclaves, presque propriétaire d'une maison et père de cinq enfants, lorsque l'on a surmonté la misère et la discrimination, un refus est une enluminure sur l'ensemble de l'ouvrage. David refuse que l'on touche au corps d'Henrietta. Il ne sait pas que deux échantillons d'utérus ont déjà été prélevés au début de la maladie.

Ce qui fait la gravité d'un cancer est le potentiel de multiplication des cellules cancéreuses. Au lieu de mourir après une soixantaine de divisions, comme toutes les cellules normales, les cellules tumorales peuvent survivre après des milliers de divisions. En ce début des années 1950, les cellules normales ou cancéreuses qui avaient été mises en culture dans divers laboratoires avaient toutes dégénéré en moins d'une semaine.

Les cellules d'Henrietta se sont au contraire multipliées à une vitesse extraordinaire, et ont toutes survécu. Au moment de la mort d'Henrietta, le laboratoire de l'hôpital en possède des centaines de flacons. Les médecins les nomment cellules HeLa, selon un code usuel à quatre lettres construit d'après le nom des patients, et ils les considèrent comme immortelles. Le 4 octobre 1951, le jour même de la mort d'Henrietta, la télévision annonce à grand bruit cette première grande découverte sur le chemin de l'immortalité. Dans la foulée, on n'hésite pas à évoquer la guérison prochaine des cancers. Étonnants propos alors que les cellules conservées avaient, au contraire, foudroyé leur porteuse en mois d'un an. Cependant, le mot cancer à la télévision est toujours associé à une victoire prochaine, bien qu'une seule annonce médiatique sur mille ait un effet minimal dans les années qui suivent. Enthousiasme démesuré ou aveuglement devant une maladie qui, pour les biologistes, est une évolution quasi normale de toutes les lignées cellulaires.

Depuis presque soixante-dix ans, les cellules HeLa se sont multipliées à l'infini, leur masse est de plusieurs tonnes, elles ont voyagé dans le monde entier et elles continuent de proliférer en usine et en laboratoire.

Elles ont été l'objet de multiples études et on leur doit de grands progrès. L'un des plus importants est d'avoir permis la mise au point du vaccin contre la poliomyélite en servant de milieu de culture pour le virus. Pour produire ce vaccin en grande quantité dès 1953, on a construit une usine de fabrication de cellules HeLa à Tuskegee en Alabama. Les ouvriers afro-américains de cette usine savaient-ils que, dans cette même ville de Tuskegee, un essai clinique était en cours depuis 1932 sur quatre cents hommes noirs atteints de syphilis ? Le but de cette étude était d'étudier l'évolution de cette maladie sans traitement. Le seul traitement connu était alors l'arsenic, très toxique et peu efficace. Les patients recevaient un repas chaud par jour ainsi que des soins gratuits pour leurs autres maladies. La famille recevait 100 dollars pour les obsèques, à condition de donner son accord pour l'autopsie. En 1943, la découverte de la pénicilline fit faire un bond historique à la médecine. Ce médicament se révéla immédiatement efficace sur toutes les formes de syphilis et fit disparaître ce fléau en quelques décennies. Les chercheurs de l'étude de Tuskegee ont alors dissimulé cette découverte à leurs patients. Ils ont même réussi à les faire dispenser de la guerre en cours, car l'armée soignait ses soldats avec la pénicilline, ce qui aurait perturbé l'étude. Pourtant, la paix ne modifia pas leur entêtement, puisque cet essai clinique s'est prolongé encore trente ans, avant que n'éclate le scandale. Cette étude de Tuskegee a été à l'origine des premières lois de bioéthique du monde occidental et de la création des organismes de contrôle des expérimentations humaines à la fin des années 1970.

Revenons aux cellules d'Henrietta. On comprend aisément qu'à l'époque personne n'aurait alors songé à se poser une question d'ordre éthique sur la production industrielle et l'expédition dans le monde entier des cellules d'une femme noire, produites par des Noirs dans une ville ou quatre cents individus noirs mouraient tranquillement de la syphilis alors que le médicament qui pouvait les sauver existait depuis huit ans. En 1956, à New York, un virologue se demanda si les cellules d'Henrietta étaient porteuses d'un virus transmissible ou si elles étaient capables de diffuser leur propre cancer. Pour le savoir, il injecta des cellules HeLa à des patients atteints de leucémie et autres cancers ainsi qu'à des prisonniers sains. Que ne ferait-on pas pour la science ? Cela dura jusqu'à ce que certains de ses confrères le forcent à cesser cette horrible expérimentation.

Les cellules d'Henrietta ont permis de faire des recherches sur le virus du sida, sur l'évolution des mutations dans les cellules cancéreuses, sur les effets des radiations sur le corps humain. Elles ont servi à tester des antiviraux, à étudier la toxicité de divers produits. Elles ont été embarquées dans plusieurs vols spatiaux pour étudier la division cellulaire en apesanteur. Elles ont aussi permis une modélisation des salmonelles permettant de mieux comprendre la physiopathologie des redoutables diarrhées dues à cette bactérie.

Au cours des années 1960, les cellules HeLA ont donné lieu à environ trois cents articles par mois – le nombre de ces publications quadruplera après 1980.

Dans les années 1970, on les a utilisées pour fabriquer des hybrides cellulaires permettant d'élaborer des méthodes de cartographie du génome humain. Il devint alors nécessaire de retrouver le génome originel d'Henrietta pour mieux comprendre l'évolution de certains de ses gènes cellulaires. On se mit donc à rechercher sa famille…

Vingt-cinq ans après la mort d'Henrietta, on retrouva son mari et trois de ses cinq enfants. L'une atteinte d'épilepsie était décédée à l'Hospital for the Negro Insane vers l'âge de quinze ans, un autre était en prison et s'était converti à l'islam – on a la révolte qu'on peut. Ses enfants découvrent alors quel a été le fabuleux destin des cellules de leur mère. Ils ne peuvent empêcher l'afflux de ces souvenirs héréditaires, ceux qui ravivent les souffrances vécues par leurs ancêtres esclaves ou cobayes des Blancs. Ils découvrent une photo inconnue de leur mère ainsi que le rapport de son autopsie. Ils sont horrifiés à la pensée de ces morceaux de leur génitrice en circulation dans le monde. Le racisme étant alors mieux contrôlé, les scientifiques les flattent, les rassurent et parviennent à modérer leur tumulte.

En 1984, Harald Zur Hausen découvre le rôle du papillomavirus (HPV) dans le cancer du col de l'utérus. On constate que la souche HPV18 est intégrée dans le génome des cellules HeLa, pouvant expliquer la gravité du cancer d'Henrietta. Ce virologue parvient alors à élaborer un vaccin qui lui vaudra le prix Nobel.

Depuis 2005, ces cellules sont testées pour étudier l'effet des nanoparticules sur le vivant.

On estime que plus de vingt tonnes de cellules HeLa ont été produites et qu'elles ont donné lieu à plus de 60 000 publications scientifiques. Leur pouvoir de prolifération a été si élevé qu'on les a retrouvées jusque dans des laboratoires russes en pleine guerre froide, malgré l'imperméabilité du Rideau de fer. Elles ont contaminé de nombreuses autres cultures cellulaires, provoquant des polémiques scientifiques qui se poursuivent encore. En effet, les résultats des expériences sur d'autres cellules deviennent contestables lorsque l'on révèle une contamination par des cellules HeLa. Les experts estiment que 20 % des résultats d'expérimentations cellulaires doivent être ainsi rejetés. Les auteurs de ces travaux ont quelques raisons de haïr Henrietta et ses maudites cellules immortelles !

Des laboratoires ayant accumulé des fortunes grâce aux cellules HeLa, une autre polémique, d'ordre juridique, a pris fin en 1990 avec la décision d'interdire la commercialisation de tissus humains. Aucune cellule humaine ne peut être la propriété de quiconque. On ne peut facturer que leur production et leur transport qui – soyons-en certains – doivent être lourdement facturés en attendant que des juristes reviennent à la charge pour obtenir des brevets sur les tissus humains vivants.

Le séquençage des cellules HeLa a été publié en 2013. La famille a obtenu deux places au sein du comité d'éthique qui contrôle l'utilisation des cellules de leur mère.

Henrietta Lacks est enterrée dans le cimetière noir d'Halifax en Virginie, là où reposent tous les membres de sa famille depuis l'arrivée de ses premiers ancêtres esclaves. L'emplacement exact de sa tombe est inconnu. Le Congrès a honoré en 1996 cette héroïne involontaire ; une école de médecine a rassemblé toute sa famille pour un hommage posthume. En 2010, un des premiers médecins ayant étudié ses cellules a offert une pierre tombale où l'on peut lire : « En mémoire d'une femme phénoménale, femme et mère qui a touché de nombreuses vies. Ici gît Henrietta Lacks. Ses cellules immortelles continuent d'aider l'humanité pour toujours. »

La journaliste Rebecca Skloot a écrit une biographie d'Henrietta et créé une fondation dont le but est d'aider ses descendants qui sont restés pauvres et mortels.

12

Barouders de l'hippocampe

L'hippocampe est un poisson syngnathe connu de tous comme étant la seule espèce où c'est le mâle qui assume la grossesse et l'accouchement[1]. Sa forme en petit cheval a inspiré les anatomistes qui ont donné son nom à une structure particulière du cerveau. Cet hippocampe du cerveau a été longtemps aussi énigmatique que celui de la mer. Il a été désigné comme siège de l'âme, puis il a donné lieu à de violentes polémiques entre les darwiniens et les antidarwiniens qui voulaient absolument y trouver la différence entre l'homme et les primates non humains.

Ce que l'on sait aujourd'hui de l'hippocampe cérébral provient du cerveau de deux hommes à l'étrange destinée médicale.

---

1 Plus précisément, la femelle dépose ses œufs dans une poche spécialisée du mâle. Ce dernier les incube pendant un mois et les relâche quand ils éclosent.

HM

Certains patients ont tant apporté à la médecine qu'ils peuvent être regardés soit comme des icônes, soit comme des cobayes. HM a été les deux, d'abord cobaye, puis icône. Pendant toute sa vie d'adulte, HM n'a été connu que sous ces deux initiales, un peu comme si les médecins, par honte ou par respect, voulaient dissocier le support de leurs observations et théories de l'être humain qui les a permises. Ce n'est qu'après sa mort qu'il est redevenu le Henry Gustav Molaison de sa carte d'identité. Sa biographie est simple, elle s'articule autour de sa rencontre avec un chirurgien téméraire – le mot est faible – en 1953, alors qu'il était âgé de vingt-sept ans.

La mutilation chirurgicale qu'il a subie est unique dans l'histoire de la chirurgie moderne et de la neurochirurgie en particulier. Doit-on traiter le chirurgien qui a opéré HM de barbare, d'expérimentateur cynique, d'innovateur ou de docteur Folamour de la neurochirurgie ? Sans doute un peu tout cela. Il ne faut cependant pas trop pas le blâmer, car il a respecté les règles de l'époque et celles de l'art naissant qu'était alors la neurochirurgie.

Lorsque le docteur Scoville voit HM en consultation en 1953, c'est pour des crises d'épilepsie résistantes aux barbituriques et à tous les autres traitements. Ce neurochirurgien était déjà connu pour sa technologie de pose de clips sur les anévrismes cérébraux ainsi que pour quelques modestes succès dans l'épilepsie. Il avait également traité des psychotiques délirants en leur enlevant les lobes temporaux. Tout cela n'était que peccadille à une époque où ceux qui pratiquaient la lobotomie avaient tous les honneurs de la neuropsychiatrie.

Depuis un accident de vélo à l'âge de neuf ans, HM souffrait de crises d'épilepsie régulières dont aucun traitement n'était parvenu à diminuer la fréquence. Il avait réussi un diplôme de mécanicien et en exerçait le métier ; cependant, ses crises majoraient les risques d'accident professionnel. La chirurgie était l'ultime recours. Le docteur Scoville pense alors que le foyer principal de cette épilepsie particulière se situe dans l'hippocampe et le lobe temporal. On savait déjà que le lobe temporal était le siège de beaucoup d'épilepsies, mais le rôle de l'hippocampe était seulement suspecté.

Le chirurgien obtient l'accord de HM et de sa famille pour enlever le lobe temporal, et l'hippocampe si nécessaire. La nécessité d'une telle ablation étant laissée à la libre appréciation du chirurgien, cela relativisait l'accord du patient et de ses proches, tous incapables de comprendre ce que la médecine n'appréhendait pas bien elle non plus. C'est pourquoi la notion d'« information éclairée au patient » garde et gardera toujours sa relativité. Un chirurgien expérimenté est un substitut du libre arbitre des patients.

HM s'assoit donc dans le fauteuil opératoire et reçoit une anesthésie qui le laisse en partie conscient. Scoville introduit dans le crâne son outil, comprenant un système de cautérisation et un système de succion du tissu cérébral. Alors, dans l'ambiance feutrée de la salle d'opération, le chirurgien enlève avec une calme détermination tout l'hippocampe et la partie médiane des deux lobes temporaux. Un grand ménage par le vide entre les deux oreilles de son patient.

Le docteur Scoville avait raison, l'épilepsie devait avoir son origine quelque part dans les lobes temporaux et l'hippocampe, car HM n'a plus fait de crise. Cela s'appelle un succès chirurgical, lequel est entièrement défini par la satisfaction du chirurgien. Il a rempli son contrat technique et le patient est vivant après l'intervention. Les douleurs, infections et autres symptômes postopératoires se situent dans des registres différents, tels que l'inconstance des patients, les vicissitudes de l'environnement hospitalier ou les aléas climatiques. Quant aux séquelles à plus long terme, elles sont le prix que les patients distraits ou irréfléchis ont à payer pour leur consentement hasardeux.

HM a payé le prix fort. Il a eu des symptômes inconnus, inimaginables, fantaisistes, amusants, dramatiques, déroutants, grossiers, provocateurs, inconscients, insolites, pittoresques ou abracadabrantesques, selon l'émotion et le registre verbal de chaque observateur. HM présentait des troubles de mémoire qui ne ressemblaient à rien de ce que l'on connaissait.

Les neuroscientifiques pensaient alors que le stockage de la mémoire résultait d'un grand réseau distribué dans tout le cerveau. Les troubles de la mémoire de HM ne pouvaient pas être reconnus ni décrits par les médecins, car les bases de cette connaissance clinique n'ont pu être acquises qu'en analysant son cas. Bref, HM avait des symptômes de HM.

Il n'a brutalement plus été capable d'enregistrer de nouveaux souvenirs. Il avait gardé ses capacités intellectuelles et il se souvenait bien de ce qu'il avait appris et vécu jusqu'à l'âge de vingt-sept ans, par exemple la crise économique de 1929 alors qu'il était un tout petit enfant ou la Seconde Guerre mondiale. Il se souvenait de ses promenades en famille dans les bois autour de sa ville d'Hartford. Il savait que sa mère était originaire d'Irlande et son père de Louisiane. Mais il n'a jamais, plus jamais, enregistré un seul souvenir nouveau. Son identité a cessé d'évoluer à l'âge de vingt-sept ans.

Il continuait à exécuter certaines tâches qu'il avait apprises, cela lui permettait de faire les travaux ménagers usuels, de faire ses courses dans son quartier ou de jardiner. Pour d'autres tâches, il avait l'impression que c'était la première fois, alors qu'il les avait souvent effectuées ; et, comme il les réussissait facilement, il s'étonnait de progresser aussi vite. Il n'a plus rien retenu de tout ce qu'il a tenté d'apprendre après 1953.

Il arrivait péniblement à retenir une liste de mots ou maintenir une idée pendant une vingtaine de secondes, puis tout s'évanouissait rapidement. Les personnes souvent rencontrées, les plats mangés régulièrement, les émissions quotidiennes, les blagues racontées cent fois, tout pour lui était nouveau et le mettait en éveil. Une sorte d'enfance perpétuelle, une façon de vivre toujours à fond l'instant présent, un tonneau des Danaïdes de souvenirs.

Est-ce cet émerveillement permanent devant les découvertes et surprises de la vie qui le rendait si aimable ? Probablement, car HM s'est plié avec gentillesse aux mille questions et expériences des neuroscientifiques tout au long du reste de sa vie. Le contact avec lui était d'autant plus agréable qu'il n'avait pas perdu ses facultés intellectuelles. Il avait pourtant quelques difficultés à savoir s'il avait faim ou sommeil, voire s'il avait mal. Un être parfait.

Au début, nul ne voulait croire que les troubles de mémoire de HM provenaient exclusivement de l'intervention chirurgicale, car, malgré son exaltation, le chirurgien n'avait enlevé qu'une petite portion de cerveau ! Une barbarie chirurgicale relative en regard du volume cérébral. C'est une neuroscientifique canadienne, Brenda Milner, qui a démêlé l'écheveau de sa mémoire. Henry Molaison lui a permis de déchiffrer les réseaux cérébraux impliqués dans la mémoire et de comprendre que l'hippocampe est indispensable à la formation de nouveaux souvenirs. Elle a passé plus de trente ans à parler et à examiner HM, qui lui disait à chaque fois bonjour comme s'il ne l'avait jamais rencontrée.

À travers le cas de HM, différents types de mémoire ont ainsi pu être distingués. La mémoire procédurale (également qualifiée de motrice, non déclarative, implicite ou inconsciente) permet d'acquérir les automatismes moteurs tels qu'apprendre à faire du vélo ou une tarte à la fraise ; elle dépend beaucoup du cervelet et elle est solide à long terme (elle sera mieux décrite plus tard). La mémoire épisodique (également qualifiée de déclarative ou explicite) renvoie au souvenir des faits vécus, des visages, des idées et des concepts[2] ; elle peut être rappelée de façon consciente – c'est celle-là qui manquait à HM. Brenda Milner a démontré que la mémoire à court terme peut être conservée en cas d'amnésie totale.

HM prenait plaisir à participer à tous les tests. Il n'avait pas conscience de son importance scientifique et paraissait parfois gêné de susciter tant d'intérêt. Les expérimentateurs riaient de bon cœur lorsque HM disait se souvenir qu'il avait des problèmes de mémoire. Parfois, on a cru au miracle, car il s'est souvenu de l'assassinat de Kennedy pendant plusieurs jours. Il s'est aussi souvenu du décès de ses parents et cela a permis de comprendre qu'en cas de fortes émotions d'autres zones que celle de l'hippocampe peuvent être utilisées pour stocker des souvenirs.

Après le décès de ses parents, il a vécu en institution. Son amnésie ne s'est pas améliorée. Comme tout un chacun en période de fin de vie, il a perdu quelques

2 Pour la mémoire épisodique des idées et des concepts, on parle de mémoire sémantique.

souvenirs d'avant son intervention. Il s'est éteint à l'âge respectable de quatre-vingt-deux ans après avoir légué son précieux cerveau à la science. Cerveau dont les milliers de coupes, de scanners et d'IRM continuent à circuler dans les laboratoires du monde entier et permettent encore de nouvelles découvertes. On a compris seulement en 2014 que les capacités résiduelles de mémoire perceptive[3] de HM étaient liées au fait que les parties postérieures de ses lobes temporaux n'avaient pas été détruites.

Brenda Milner a reçu tous les titres honorifiques possibles, elle est la neuropsychologue la plus célèbre du monde et a été surnommée la « Dame de la mémoire ». Mieux que quiconque, elle sait qu'elle doit tout à monsieur Henry Gustav Molaison, cet homme attachant, ce patient zéro de la mémoire devenu une icône des sciences cognitives et des neurosciences.

KC

Quarante-six ans après l'accident de vélo d'Henry Molaison survient un accident de mobylette qui allait nous aider à parfaire nos connaissances sur l'hippocampe. Les guerres nous ont appris la chirurgie externe et les amputations. L'automobile, avec son record absolu de morts violentes, nous a enseigné les méfaits de l'alcool, la polytraumatologie et la chirurgie orthopédique. Ce sont incontestablement les deux-roues qui ont fait progresser la connaissance sur la mémoire.

Boulot, dodo et vice versa, Kent Cochrane connaît bien le chemin de l'usine dans cette banlieue de Toronto où il a passé son enfance. La routine est pourvoyeuse de plus de drames que l'aventure. Kent vient juste d'avoir

3 Il s'agit d'une mémoire automatique liée aux cinq sens.

trente ans quand il perd le contrôle de sa mobylette en ce mois d'octobre 1981. Nul ne connaîtra la raison de cette chute en contrebas de la route où se sont fracassés d'un seul coup sa routine, sa mobylette et son crâne. Une grande aventure commence, imprévue et déplorable. Lui aussi sera immortalisé par ses initiales. L'infortune de KC fera de lui un second héros de la neurophysiologie, un second cobaye de la mémoire.

Lorsqu'il arrive à l'hôpital, il est en semi-coma entrecoupé de crises d'épilepsie probablement dues à un hématome sous-dural. Après une chirurgie d'urgence pour libérer l'hématome, il sort du coma, communique avec l'équipe soignante et reconnaît les proches qui viennent lui rendent visite. Une moitié de son corps est en partie paralysée, la vision de son œil droit est troublée, il a de la peine à se concentrer et à réfléchir.

Après quelques semaines de difficile rééducation, un scanner révèle des dégâts plus importants que prévu. L'hématome frontal est bilatéral et chronique, les ventricules et sillons cérébraux sont élargis, il y a un infarctus du lobe occipital gauche, les lobes temporaux médians sont meurtris et l'hippocampe a presque disparu. Il présente des troubles de mémoire très particuliers dont une partie ressemble à ceux de HM et dont une autre diffère. Il va, à son tour, passionner les neurophysiologistes et permettre de nouveaux et fulgurants progrès dans la compréhension du fonctionnement de l'hippocampe en particulier et de la mémoire en général.

KC a oublié tous les événements marquants de sa vie, la mort de son frère, son accident de mobylette, ainsi qu'un autre accident qu'il avait eu auparavant. D'une manière générale, il ne se souvient pas des événements où il avait été personnellement impliqué. Il oublie tout ce qu'il a fait dans la journée. Il est également incapable d'imaginer le futur, ni de forger un projet personnel pour plus tard. Il sait parfaitement décomposer le temps en minutes, heures, jours, mois et années. La lecture du calendrier est une tâche aisée, mais le calendrier n'a pas d'autre usage que celui d'être accroché à un mur. En revanche, il n'a pas oublié la plupart de ses connaissances acquises, celles que l'on acquiert par apprentissage et sans émotion. Ses souvenirs d'informations factuelles dans des domaines comme les mathématiques, l'histoire et les sciences, par exemple, n'ont pas été affectés.

Le cas de KC montre que la mémoire n'est pas univoque, elle se présente comme s'il y avait une mémoire des faits et une mémoire des gestes, une mémoire personnelle et une mémoire impersonnelle. Endel Tulving, un neuropsychologue convoqué à son chevet, complète les observations de Brenda Milner sur HM et formalise plus précisément cette dissociation de la mémoire. D'une part, il confirme la nature de la mémoire épisodique, qui est celle des épisodes de notre vie personnelle : elle est d'autant plus efficace que ces épisodes ont été émotionnellement intenses. D'autre part, il définit la mémoire sémantique, qui est celle de l'apprentissage : elle participe à l'acquisition de nos connaissances et à la formation de notre culture. Il conclut que ces deux types distincts de mémorisation sont indispensables à la formation de notre conscience et de notre personnalité.

KC avait perdu sa mémoire épisodique, tant pour la mémoire rétrograde, concernant les événements passés, que pour la mémoire antérograde, c'est-à-dire la capacité d'acquérir de nouveaux souvenirs personnels. KC oubliait au fur et à mesure tous les événements marquants de ses journées. En revanche, il n'avait pas perdu sa mémoire sémantique ; il restait capable d'acquérir de nouvelles connaissances. Il pouvait discuter d'Internet et du sida qui étaient pourtant apparus après son accident.

La personnalité de KC avait également changé. Extraverti avant son accident, il était devenu réservé et passif. Le plus étrange est qu'il avait pris conscience de cette nouvelle personnalité et se décrivait comme réservé, tout en ayant conscience de son ancienne nature extravertie. Sa nouvelle personnalité était donc un fait inscrit dans sa mémoire sémantique, alors qu'il avait oublié les événements de sa vie d'extraverti. Il apparaissait ainsi que l'appréciation et la mémorisation des traits de personnalité relèvent du registre de la mémoire sémantique.

KC a permis de montrer que les deux types de mémoire sont localisés en des zones différentes du cerveau. La mémoire épisodique est située principalement dans l'hippocampe et partiellement dans le lobe temporal médian. La mémoire sémantique est beaucoup plus étendue dans les lobes temporaux et les lobes pariétaux. Et, lorsque des zones cérébrales sont utilisées par les deux types de mémoire, les modes de stockage sont différents selon le type concerné.

On comprit également à travers son cas les processus de l'amorçage. Un souvenir peut revenir plus facilement lorsqu'il est précédé d'un indice (amorce) familier. Associer un indice à une connaissance est une façon d'en améliorer l'apprentissage. KC n'avait pas perdu ses facultés d'apprentissage par amorçage, mais l'amorce ne pouvait pas être de nature émotionnelle. Il a permis de montrer qu'une amnésie sévère de la mémoire épisodique n'empêchait pas d'acquérir de nouvelles connaissances. KC oubliait l'atmosphère des séances d'enseignement tout en se souvenant de leur contenu. Il apprenait mieux lorsque l'on minimisait toutes les interférences et que l'on évitait les références à des apprentissages passés.

Malgré cette mémoire sémantique conservée, il avait tout de même beaucoup de difficultés à comprendre l'utilité pratique de ce qu'il apprenait ou à croiser cette information avec d'autres. KC a permis de comprendre qu'une connaissance peut se former sans souvenir associé. Son cas a également posé les jalons du concept de mémoire du futur qui contribue à nos prises de décision en fonction de nos expériences passées.

KC a donné lieu à des centaines de nouvelles publications sur les sièges de la mémoire et à une vingtaine de découvertes majeures sur le fonctionnement de la mémoire et de la conscience. Il est décédé dans une maison de retraite à l'âge de soixante-deux ans, suite à un AVC. Sa famille a refusé l'autopsie de ce précieux cerveau qui aurait peut-être livré de nouveaux secrets sur la mémoire.

*

Le vélo d'Henry Molaison et la mobylette de Kent Cochrane nous ont fourni deux patients dociles sans lesquels la mémoire serait restée immatérielle. Certains banniront ces deux patients et leurs médecins pour avoir désacralisé l'âme ; d'autres les honoreront à jamais pour avoir complaisamment mis leur infortune au service de la science.

13

Madame McKey

En 1900, le décodage des groupes sanguins A, B et O a évité les nombreux accidents qu'occasionnait jusque-là la transfusion sanguine. La découverte des anticoagulants a par la suite permis de conserver le sang et d'en faire profiter les blessés de la Grande Guerre. Avec les premières poches en plastique dans les années 1950 et la séparation des différents composants du sang, l'usage médical des transfusions sanguines s'est amplifié. Les institutions ont alors diffusé des messages incitant aux dons de sang…

En mars 1953, madame McKey, alors âgée de vingt-cinq ans, décide de donner son sang pour la première fois. Les analyses de groupage révèlent que son sang est constitué d'un mélange de groupe A et de groupe O. Ce genre de constatation n'avait été fait que chez des sujets de groupe A ayant été récemment transfusés par du sang de groupe O. Sauf que madame McKey n'a jamais été transfusée. Les laborantins sont alors priés de vérifier s'il n'y a pas eu de mélange accidentel avec d'autres échantillons. Non. Un contrôle est pratiqué sur un deuxième prélèvement qui confirme que, dans les artères de madame McKey, circule un mélange de sang constitué d'environ 65 % de groupe O et 35 % de groupe A.

Ce mélange de groupes sanguins n'avait encore jamais été observé chez l'être humain. Des vétérinaires avaient déjà décrit un tel mélange chez des faux jumeaux de bovins. Des anastomoses vasculaires entre deux veaux, au cours de la gestation, permettent à des souches de globules rouges de l'un des jumeaux d'aller coloniser l'autre, chaque jumeau pouvant alors produire pendant toute sa vie des globules rouges génétiquement différents des siens. Un phénomène particulier nommé « maladie de free-martin » avait été décrit en 1916 entre veaux jumeaux de sexes différents. Les hormones mâles, véhiculées par voie sanguine jusqu'à l'embryon femelle, provoquent une masculinisation malgré la présence de deux chromosomes X.

Madame McKey avait eu un frère jumeau décédé d'une pneumopathie à l'âge de trois mois. On pense alors qu'il s'agit d'un cas similaire à celui des bovins, bien que cela n'ait jamais été observé chez des jumeaux humains. On procède alors à des recherches génétiques sur la famille ; toutes en arrivent à la même conclusion : il ne s'agit probablement pas d'une contamination par le sang de son jumeau. On pousse la précaution jusqu'à faire des recherches sur plus de cent paires de jumeaux et on ne trouve aucun cas d'un tel mélange de groupes sanguins. Par ailleurs madame McKey n'est manifestement pas « free-martin », car elle est féminine, s'est mariée et a eu un enfant : une fille. C'est d'ailleurs cette fille qui fournira un peu plus tard la clé de l'énigme…

On se doutait depuis quelques années que des cellules fœtales pouvaient diffuser dans le sang maternel par l'intermédiaire du cordon et du placenta, sans avoir réussi à le prouver. L'organisme de madame McKey est manifestement composé de cellules d'origines génétiques différentes. Madame McKey est une chimère comme l'était l'animal mythologique moitié chèvre et moitié lion. Certes, ce chimérisme est uniquement cellulaire, madame McKey ayant toutes les apparences d'une femme normale et en bonne santé.

Le phénomène du microchimérisme cellulaire est maintenant bien connu et concerne toutes les femmes ayant eu un enfant ou ayant fait une fausse couche. Madame McKey est la première femme chez laquelle a été clairement démontré le phénomène du « microchimérisme fœto-maternel ». Il existe aussi un transfert dans l'autre sens nommé « microchimérisme materno-fœtal », ce dernier étant beaucoup moins important.

Ces cellules fœtales émigrées dans le corps de la mère ont permis de comprendre plusieurs aspects majeurs de la grossesse et de la relation entre la mère et son enfant.

On pensait jusqu'alors que ces relations étaient uniquement coopératives, car chacun des deux acteurs a intérêt à la survie et au bien-être de l'autre. Chacun a intérêt à ce que la grossesse parvienne à son terme : la mère, car le coût énergétique d'une grossesse est élevé, et l'embryon, qui répond naturellement à ses impératifs vitaux.

Dans une logique évolutionniste, les intérêts ne sont pas exactement les mêmes. Pour la mère, l'enfant ne représente que la moitié de son capital génétique et elle doit préserver sa santé et ses ressources pour des grossesses futures qui auront le même coût et le même potentiel génétique. L'embryon quant à lui porte la totalité de son capital génétique et n'a aucun intérêt à préserver des grossesses futures. Il porte aussi des gènes paternels qui peuvent entrer en conflit avec les gènes maternels pour l'utilisation des ressources[1]. Ce conflit pour l'allocation des ressources peut donner lieu à deux pathologies assez fréquentes au cours de la grossesse : le diabète gestationnel[2] et la prééclampsie[3].

Les cellules fœtales immigrées chez la mère jouent un rôle primordial dans ces conflits. Elles agissent sur le placenta pendant la grossesse et favorisent la production d'hormones placentaires. Elles continuent d'agir après l'accouchement en améliorant l'allaitement, favorable au nourrisson. Ces cellules fœtales stimulent la production

1 Ce phénomène de compétition génétique est désormais bien observé par le phénomène de l'empreinte génétique. Un gène paternel ou maternel peut méthyler l'autre afin de limiter son expression dans le phénotype de la progéniture. Dans la plupart des cas, le phénotype de l'enfant est sain, car c'est l'intérêt des deux parents. Très rarement, ce conflit évolutionniste conduit à des erreurs imprévues qui sont à l'origine de certaines maladies orphelines. Une trop forte empreinte maternelle peut conduire au syndrome de Silver-Russell (un important retard de croissance fœtale) ou au syndrome de Prader-Willi (nourrissons somnolents, hypotoniques et anorexiques, puis, plus tardivement, obsessions alimentaires, obésité, psychose dépressive), et une trop forte empreinte paternelle peut conduire au syndrome de Beckwith-Wiedemann (gros fœtus avec de gros organes prédisposés aux tumeurs) ou au syndrome d'Angelman (nourrissons hyperactifs, exigeants et qui tètent beaucoup). Il est intéressant de noter que ces syndromes sont plus fréquents en cas de fécondation *in vitro* (FIV). L'empreinte semble aussi jouer un rôle dans des situations cliniques plus courantes : troubles du comportement alimentaire et obésité. Elles pourraient encore intervenir dans les troubles de la cognition sociale tels que l'autisme et la schizophrénie. L'empreinte maternelle orienterait plutôt vers une diminution de la cognition sociale (autisme) et l'empreinte paternelle vers l'exacerbation de ses expressions (schizophrénie).

2 Dans ce cas, le fœtus force sa mère à produire plus de sucre qu'elle n'en a elle-même besoin. Celle-ci réagit en produisant plus d'insuline. Mais le fœtus pousse alors sa mère à développer une insulinorésistance qui aggrave le cercle vicieux. Phénomène évolutionniste bien connu sous le terme de « course aux armements ».

3 Le principe est le même, mais le conflit porte sur le niveau de pression artérielle pour améliorer la circulation fœtale. Cette pathologie est en réalité bien plus complexe, elle est également liée à des processus immunologiques, car elle ne concerne que le premier enfant d'un couple, jamais les suivants.

d'hormones thyroïdiennes qui augmentent la chaleur maternelle, toujours en faveur du nourrisson. Elles agissent aussi sur la neurotransmission pour augmenter la production d'ocytocine, hormone de l'attachement, ainsi que la production de prolactine, hormone de l'allaitement. Les microchimères fœtales sont des éclaireurs ou des espions introduits dans le corps maternel pour améliorer le bien-être du nourrisson et de l'enfant.

Ce microchimérisme fœtal, découvert pour la première fois chez madame McKey, est le plus souvent neutre pour la santé de la mère, mais il peut aussi être bénéfique ou délétère. Les cellules-souches fœtales portées par la mère favorisent la régénérescence de ses propres cellules, notamment au niveau de la peau. Les mères cicatrisent mieux et ont un vieillissement cutané plus lent. Le microchimérisme fœtal peut inversement être délétère en favorisant certains types de tumeurs du sein, du col de l'utérus ou de la thyroïde. Il joue également un rôle dans plusieurs maladies auto-immunes. Ce n'est pas un hasard si les cellules fœtales sont le plus souvent trouvées dans les seins, la thyroïde, la peau et le cerveau, organes indispensables au bien-être du nourrisson, ainsi que sur les organes touchés par des maladies auto-immunes.

Dans une médecine du futur, on peut imaginer améliorer les traitements expérimentaux actuels par cellules-souches pluripotentes. On pourrait en effet éviter les accidents de rejet de cellules étrangères en utilisant directement les microchimères que les femmes tolèrent déjà bien puisqu'elles les portent en elles.

Remercions madame McKey d'avoir été parmi les premières femmes sensibles à la propagande sur le don de sang et d'avoir permis de comprendre les passionnants phénomènes des conflits de grossesse et du microchimérisme fœtal.

14

L'immaculée

La conception virginale est un thème commun à toutes les mythologies. Dans la mythologie grecque, Zeus a fécondé la prêtresse Io par un « souffle mystique ». En Égypte, Aïssata (Isis) a enfanté le dieu-roi Horo (Horus) par immaculée conception. Dans la mythologie chrétienne, Marie a donné naissance à Jésus par l'intermédiaire du Saint-Esprit. En Orient, la mère de Zarathoustra est tombée enceinte en absorbant une boisson lactée. Dans la mythologie celtique existent des terres exclusivement habitées par des femmes. Parmi toutes ces vierges légendaires, certaines auraient même retrouvé leur virginité après l'accouchement ; on parle alors de naissance virginale.

Pour la science, le monde vivant est séparé entre deux grands types de reproduction : asexuée et sexuée. Les espèces asexuées, comme les bactéries, se reproduisent par simple division cellulaire. Les espèces sexuées nécessitent la fusion de deux gamètes différents, c'est du moins ce que l'on pensait jusqu'à la découverte de la parthénogenèse[1],

1 Du grec *parthenos* qui signifie « vierge ».

c'est-à-dire la reproduction sans mâle. C'est en 1740 que le naturaliste suisse Charles Bonnet obtient la reproduction de onze générations de pucerons sans la moindre présence d'un mâle.

Depuis les pucerons de Bonnet, la parthénogenèse a été démontrée chez de nombreuses espèces végétales et animales sexuées. Ce processus de fécondation n'est pas constant et existe sous divers aspects. Chez les abeilles, la parthénogenèse est utilisée pour donner naissance à des mâles, alors que la fécondation donne naissance à des femelles. Dans d'autres espèces, la parthénogenèse ne produit que des femelles ; dans d'autres encore, elle produit les deux sexes. Il existe des formes cycliques de reproduction où se succèdent des générations fécondées et des générations parthénogénétiques. Chez les pucerons, il existe deux sortes de femelles : les parthénogénétiques produisent toute l'année des femelles également parthénogénétiques ; à la fin de l'été, elles engendrent des mâles et femelles sexués qui engendreront par fécondation. Une parthénogenèse accidentelle ou aléatoire s'observe chez de nombreux insectes et acariens. La parthénogenèse existe aussi chez plusieurs vertébrés, notamment reptiles (varans, lézards), oiseaux (dindons) et poissons. Le seul cas connu de parthénogenèse exclusive est celui du lézard à queue en fouet (*Cnemidophorus*), espèce où les mâles ont fini par disparaître totalement.

En matière de reproduction, les fantaisies de la nature sont illimitées. La question s'est alors posée pour les mammifères, et bien évidemment pour *Homo sapiens*. La science pouvait-elle inclure les vierges mythologiques dans le cadre des parthénogenèses accidentelles ?

On a tenté des parthénogenèses expérimentales chez quelques mammifères avec beaucoup de difficultés. En 1939, Gregory Pincus, celui qui inventera plus tard la pilule contraceptive, a réussi à produire un lapin parthénogénétique après deux cents tentatives. Cependant, l'expérience, difficilement reproductible, a été mise en doute. Il n'en fallait pourtant pas plus pour que l'on se mette à envisager la possibilité de parthénogenèse humaine. Dans les années 1950, les laboratoires ont fréquemment utilisé cet argument pour obtenir des fonds de recherche, possiblement avec l'espoir secret que les fondations religieuses seraient intéressées par le sujet.

Le grand Jean Rostand lui-même a envisagé la parthénogenèse comme traitement éventuel de la stérilité du mari, en la jugeant préférable à un donneur anonyme de sperme. En 1956, la British Medical Association accrédita dix-neuf cas de naissances parthénogénétiques chez des mères vierges et parvint à publier un article dans le prestigieux *Lancet* – article qui a par la suite été désapprouvé et « dépublié » à cause de nombreux biais. Néanmoins, le thème étant à la mode, d'éminents scientifiques ont utilisé la presse à sensation pour lancer une étude proposant de réaliser une batterie de tests chez des mères prétendant avoir donné naissance à des enfants par conception virginale. Les menteuses les plus vite démasquées ont été celles qui se sont présentées avec un enfant de sexe masculin. En effet, chez les mammifères, la parthénogenèse ne peut donner naissance qu'à des femelles, puisque le chromosome Y n'est présent que chez les mâles. Le Christ ne peut en aucun cas être le résultat d'une parthénogenèse, à moins qu'il n'ait menti sur son propre sexe.

Après avoir éliminé d'autres tricheuses se présentant avec des filles qui n'étaient manifestement pas le clone de leur mère, il n'est resté qu'une dizaine de couples mère-fille admis pour participer à l'étude. La génétique étant alors peu développée, les tests ont porté sur des caractères strictement héréditaires, sur des photographies, des greffes de peau pour vérifier la compatibilité immunologique, des groupes sanguins et autres marqueurs biologiques. Les résultats, rigoureusement contrôlés, ont conclu à un seul cas possible de parthénogenèse.

La mère, connue par ses initiales E. J., devint alors officiellement la première femme s'étant reproduite par parthénogenèse, sa fille ainsi conçue répondant aux initiales de M. J. La grande revue scientifique qui a publié les résultats mentionnait cependant avec une certaine prudence : « Toutes les données fournies par les tests sérologiques et spéciaux s'accordent avec ce qu'on peut attendre en cas de parthénogenèse. Non seulement la prétention de la mère doit être considérée avec sérieux, mais encore on doit convenir qu'il a été impossible de la démentir. »

Toute la presse internationale relata le fait en déclarant que M. J. était bien le premier être humain reconnu par la science comme étant né par parthénogenèse. Puisque le couple mère-fils Marie-Jésus ne pouvait scientifiquement être parthénogénétique, c'est incontestablement E. J. qui devenait la patiente zéro de la conception virginale. M. J. et sa mère connurent une brève célébrité planétaire.

Très brève.

La parthénogenèse n'était pas prise au sérieux, elle n'avait aucun avenir médical. De plus, le clonage et les techniques d'assistance à la procréation occupaient déjà la communauté médicale et se révélèrent bien vite comme un nouveau moyen d'obtenir des subventions.

Aucun médecin ne s'est plus intéressé à l'avenir médical de M. J. et de sa mère, et aucun ne s'est risqué à prétendre qu'il s'agissait probablement d'une escroquerie. L'oubli était la meilleure façon d'éviter le ridicule.

La génétique en pleine expansion aurait aisément permis de confondre E. J., mais il aurait inconvenant de l'accuser d'affabulation puisque c'est la communauté scientifique qui avait validé ses dires. Les scientifiques qui avaient utilisé M. J. pour leur carrière personnelle ont préféré l'oublier ensuite pour la même raison.

Certains ont cependant soutenu que M. J. pouvait constituer une rarissime curiosité de la nature. Ils étaient confortés par le fait qu'il existe une parthénogenèse rudimentaire dans notre espèce. En effet, les kystes dermoïdes de l'ovaire se développent à partir d'un ovocyte et peuvent atteindre une taille conséquente. Ces kystes peuvent contenir des tissus rudimentaires comme de la peau et des poils[2]. Les défenseurs de M. J. ont aussi réalisé des parthénogenèses expérimentales en stimulant les ovaires[3], sans pouvoir aller jusqu'au terme.

On sait aujourd'hui que la parthénogenèse des mammifères est impossible en raison du phénomène connu sous le terme d'« empreinte parentale[4] ». Cela

2 Les môles hydatiformes, qui sont une pathologie rare de la grossesse, ont longtemps été considérés comme une parthénogenèse rudimentaire. En réalité, ils résultent soit d'une fécondation par deux spermatozoïdes, soit d'une empreinte génétique paternelle si importante qu'elle élimine le génome maternel.

3 On peut activer un ovocyte en l'absence de spermatozoïdes au moment de la division cellulaire (méiose) avec des procédés chimiques et électriques en empêchant l'éjection du globule polaire qui contient la moitié des chromosomes de chacune des 23 paires. Les 46 chromosomes ne résulteront alors pas d'un réassortiment avec le chromosome paternel, mais d'un dédoublement des chromosomes maternels.

4 L'empreinte parentale résulte de l'action épigénétique des chromatines et de la méthylation des gènes. D'une part, les chromatines de l'ovule et du spermatozoïde sont différentes ; d'autre part, chaque parent imprime ses marques de méthylation sur les gènes de chaque paire. L'absence d'empreinte génétique paternelle provoque de graves anomalies épigénétiques conduisant à l'élimination des embryons, qui ne parviennent jamais à dépasser le stade de blastocyste.

n'empêche pas que 0,5 % des Américaines prétendent encore avoir eu une grossesse virginale, sans le moindre contact avec du sperme. Notre espèce a indubitablement beaucoup de mal à gérer sa sexualité. Cela n'empêche pas non plus de continuer les expérimentations dans divers projets de clonage et de production de cellules-souches, notamment au Japon et en Chine où les lois de bioéthique sont moins sévères que chez nous.

Le 8 décembre 1854, Pie IX a confirmé la conception virginale de Jésus, accordant en outre à Marie d'avoir été protégée du péché originel. Reconnaissant le caractère exceptionnel de ces deux faits, il a manifesté sa volonté d'en faire un dogme.

E. J. est bien la patiente zéro de la parthénogenèse. Si la patiente n° 1 n'arrive jamais, il faudra alors que la Science décide à son tour d'inscrire E. J. et M. J. dans le registre du dogme avec la même lucidité que l'a fait le pape.

15

Ad nauseam

Lorsque Gregor est venu au monde en 1956, dans la ville allemande de Stolberg, sa naissance le jour même de Noël n'a pas empêché la cruauté du sort. Gregor est né sans oreilles : une malformation rarissime. L'ironie s'ajoutant à la cruauté a voulu que son père travaille dans une entreprise qui avait notablement contribué à améliorer le sort de l'humanité. En ces années d'après-guerre, dans une Allemagne humiliée et privée de toute initiative, la Chemie Grünenthal était une société familiale appréciée, car c'est à elle que les Alliés avaient concédé la fabrication industrielle de la pénicilline, ce médicament miraculeux qui a effacé les années noires d'une médecine impuissante devant les infections.

En ce Noël 1956, les employés de Grünenthal étaient optimistes, car l'avenir de leur compagnie s'annonçait encore plus prometteur. Deux ans auparavant, elle avait racheté à prix dérisoire à la firme Ciba une molécule jugée de peu d'intérêt après évaluation sur des animaux. La pénicilline a déjà des concurrents et il est urgent d'innover. Les dirigeants de Grünenthal s'acharnent sur cette nouvelle molécule pour lui trouver d'éventuelles propriétés antigrippales, anti-infectieuses ou antiépileptiques : autant de marchés prometteurs.

Malgré des essais peu concluants, ils tentent une première commercialisation en vantant son efficacité dans les états grippaux et d'autres maladies infectieuses dont, sans vergogne, la tuberculose. Puis, ayant constaté lors des essais que tous les volontaires devenaient calmes et somnolents, ils complètent la notice commerciale avec les indications suivantes : irritabilité, défaut de concentration, trac, anxiété, éjaculation précoce, tension menstruelle, troubles de la ménopause, troubles fonctionnels de l'estomac, hyperthyroïdie. Toujours sans vergogne.

Toutes ces indications farfelues tournant autour de troubles en relation avec le psychisme, le système nerveux et le système neurovégétatif étaient monnaie courante à cette époque. Les laboratoires pharmaceutiques avaient déjà compris que l'évaluation des traitements est très difficile dans cette myriade de troubles fonctionnels et multifactoriels. L'incertitude scientifique est une source inépuisable de commerces en tous genres. L'année précédente, le laboratoire français Specia avait commercialisé le premier neuroleptique sous le nom de Largactil® avec les indications suivantes : vomissements, asthme, prurit, toxicose du nourrisson, insomnies, algies, dysménorrhées, et même dans les douleurs de l'accouchement. Cela ne s'invente pas. En ces années de liesse postantibiotiques, l'industrie pharmaceutique relançait allègrement le mythe de la panacée.

Par chance, le phthalimido-glutarimide – c'est son nom savant – semblait n'avoir aucun effet indésirable, même en cas d'absorption massive. Cette molécule pouvait donc concurrencer les indétrônables barbituriques, largement utilisés comme tranquillisants et somnifères mais ayant de nombreux effets indésirables, dont certains mortels en cas de surdosage.

En octobre 1957, Grünenthal obtient une autorisation de vente, sans nécessité d'ordonnance médicale, sous le nom commercial de Contergan® officiellement indiqué comme inducteur du sommeil. En un an, les ventes atteignent le record de 100 000 boîtes par mois en Allemagne et le produit connaît une diffusion internationale dans plus d'une soixantaine de pays.

Gregor a presque deux ans, son développement est lent, il va très mal. Tous les médecins consultés sont perplexes. Un seul diagnostic s'impose : le hasard. C'est un diagnostic qui frappe aussi sans vergogne.

Grünenthal s'enrichit, son médicament devient le troisième médicament le plus vendu en Europe. Sa miraculeuse absence d'effets secondaires le rend utilisable par les femmes enceintes. Mieux encore, il diminue les vomissements du premier trimestre de la grossesse. Voilà une nouvelle indication pleine d'avenir, car les grossesses concernent la moitié de l'humanité et les nausées une bonne part de cette moitié-là. Pas besoin de calculette pour établir un *business plan.*

Cette belle aventure est alors ternie par l'apparition de névrites graves qui semblent bien imputables à la prise du Contergan®. Un médicament du système nerveux qui donne des neuropathies, voilà qui est fâcheux, en plus d'être ridicule. Grünenthal réagit très vite en insistant sur l'innocuité de son produit. Les neurologues convaincus de l'origine médicamenteuse de ces névrites sont approchés par la compagnie et convaincus, par divers moyens, de taire leurs soupçons. La méthode des « divers moyens » a toujours été efficace et continue à s'améliorer régulièrement. L'un de ces neurologues, moins influençable que les autres, rédige cependant un article dont Grünenthal empêche la divulgation en intervenant directement auprès de l'éditeur par d'autres « moyens ». C'est la diversité qui fait la force des moyens.

Lorsqu'en 1961 le nombre de praticiens et de patients incriminant Contergan® dans les névrites devient plus important, Grünenthal recrute une agence de détectives privés pour enquêter sur les mœurs et opinions politiques de ces importuns. Mais il arrive inévitablement un moment où les moyens les plus divers se heurtent à la limite de la complexité sociale. Le scandale est faible et de courte durée. La sanction des autorités est encore plus faible : le Contergan® devra désormais être délivré exclusivement sur ordonnance. Cela ne change rien à sa diffusion, car sa réputation d'innocuité reste intacte auprès des patients. Quant aux médecins, on leur rappelle insidieusement que tous les médicaments sont susceptibles de provoquer, çà et là, des névrites. Si les autres le font, pourquoi pas moi ?

Gregor a quatre ans, il est évidemment sourd et conséquemment muet, et, de plus, son état de santé se dégrade rapidement. Quatre années d'enfer pour lui et ses parents. Le bon salaire que reçoit son père d'une compagnie qui prospère malgré la peccadille des névrites n'adoucit pas cette épreuve. Quant à sa mère, elle n'a pas encore affronté tous les malheurs. Le pire l'attend…

Depuis deux ans, des maternités allemandes constataient un nombre inquiétant de phocomélies : malformations rarissimes de nouveau-nés dont les membres atrophiés donnent l'impression que les mains ou les pieds sont rattachés directement au tronc, comme ceux des phoques[1]. Voire une absence totale de membres.

1 Phocomélie : du grec *phôké* (phoque) et *mélos* (membre).

D'autres malformations devenaient aussi plus fréquentes : syndactylies[2], paralysies faciales, anomalies cardiaques, surdité ou absence d'oreilles, comme pour Gregor.

Lorsque le hasard s'acharne avec tant de cruauté, on parle alors de la triste loi des séries. Mais, bien que ce hasard-là devienne statistiquement très suspect, on continuait à lui conserver ses prérogatives diagnostiques. Privilèges du hasard. N'est-ce pas le hasard que la science était en train d'installer au sommet des sciences de l'évolution, avec sa comparse la nécessité ?

Pourtant, un nombre croissant de biologistes et de médecins sont progressivement convaincus que ce hasard-là est plus trivial, plus conjoncturel. Bref, il y a certainement une cause à cette recrudescence de malformations congénitales. On pense inévitablement aux irradiations et aux pollutions chimiques des suites de la guerre. La rubéole est déjà connue pour son rôle tératogène mais, comme il n'y a pas eu davantage de cas, on envisage l'éventualité de nouveaux virus. Les essais nucléaires sont aussi suspectés, pourtant ils ont été suspendus dans les pays voisins. On évoque les rayons X, mais la grande majorité des mères concernées n'avaient pas eu de radiographie pendant leur grossesse. On pense aussi aux insecticides, aux produits de vaisselle ou à d'autres toxiques ménagers. Des hypothèses plus saugrenues sont émises comme le port de montres phosphorescentes ou le temps passé devant la télévision. L'hérédité est convoquée, comme toujours, mais on ne trouve d'antécédents familiaux dans aucun de ces cas…

Personne ne peut suspecter un médicament. Depuis l'insuline et la pénicilline, les médicaments sont là pour

2 Doigts ou orteils fusionnés.

notre bonheur. La barrière placentaire[3] est considérée comme hermétique à tous les produits chimiques. Aucun médicament ou presque n'est contre-indiqué pendant la grossesse. Ni les ministères ni *a fortiori* les industriels ne se préoccupent de la génération suivante. Pourquoi regarder si loin ?

Par ailleurs, il a fallu longtemps pour confirmer l'ampleur de la tragédie, car aucun pays n'imposait la déclaration des malformations congénitales.

Après avoir envisagé toutes les hypothèses, quelques médecins en arrivent à suspecter des médicaments. Cependant nul ne songe à mettre en cause le Contergan® qui se trouvait dans les armoires à pharmacie de tous les foyers. La mésaventure des neuropathies est déjà oubliée et de multiples femmes enceintes en ont consommé pour soigner leurs nausées sans donner naissance à des enfants anormaux. Pourtant l'étau statistique se resserre autour du Contergan®. En 1961, deux médecins publient deux articles suspectant fortement le thalidomide[4] – c'est la dénomination commune internationale[5] du phthalimido-glutarimide contenu dans le Contergan® et dans près de soixante-dix marques commerciales à travers le monde.

Les scientifiques de Grünenthal sont interrogés et continuent d'affirmer que le thalidomide ne traverse

3 Le placenta, qui sert d'interface entre la circulation fœtale et la circulation maternelle, a longtemps été considéré comme un filtre empêchant le passage des produits chimiques. On sait aujourd'hui que certains produits sont filtrés, mais que la majorité peut franchir cette « barrière ».

4 Aujourd'hui, on dit indifféremment le ou la thalidomide, bien que le terme exact soit masculin.

5 La dénomination commune internationale (DCI) est un nom contracté ou abrégé des molécules chimiques accepté par tous les pays pour simplifier la communication. Chaque médicament possède donc un nom chimique, une DCI et un nom commercial. Tous les efforts sont faits pour imposer la DCI aux médecins, afin de faciliter la diffusion des génériques, mais les noms commerciaux continuent à dominer dans la plupart des pays.

pas la barrière placentaire. Les chercheurs payés par les compagnies sont généralement meilleurs en communication qu'en expérimentation et analyse. Les scientifiques sont aussi divers que les moyens de pression, mais nul n'échappe à la règle d'Upton Sinclair : « Il est difficile de faire comprendre quelque chose à quelqu'un quand son salaire dépend précisément du fait qu'il ne la comprenne pas. »

Fin 1961, un pédiatre du non de Widukind Lenz confirme ses inquiétudes à la communauté médicale. Il est aidé d'un avocat dont le fils et la nièce sont nés sans membres supérieurs. Lenz possède les dossiers médicaux de cent trente enfants malformés pour lesquels la responsabilité du médicament ne fait aucun doute. Il exige son retrait immédiat pour arrêter le massacre des innocents. Grünenthal considère ses informations comme négligeables, il lui envoie ses scientifiques « musclés » – la musculature contribue aussi à la diversité des scientifiques – et le menace de poursuites judiciaires pour affirmations calomnieuses. Afin de mettre fin aux « ragots » de ce pédiatre, la firme diffuse immédiatement des milliers de brochures confirmant que le produit n'a pas d'effets secondaires.

Le 24 novembre 1961, le ministère enfin alarmé organise une réunion à laquelle sont convoqués Lenz, l'avocat, oncle et père de deux enfants sans membres, ainsi que des représentants de Grünenthal. Et la montagne des preuves accouche d'une souris administrative : la notice doit mentionner le danger en cas de grossesse. Mais il n'est jamais question de retirer le produit.

Outré, Lenz décide alors de rédiger un article à destination des grands médias. Ayant eu vent de ce projet, Grünenthal intervient auprès du chef du service de pédiatrie où exerce Lenz afin qu'il raisonne ce collaborateur marginal, illuminé et intempestif. Il est trop tard, rien n'empêche la diffusion d'un article accusant lourdement et indiscutablement le thalidomide. Grünenthal réagit en déclarant que la grande presse a miné les bases d'une discussion scientifique sereine. La sérénité étant une vertu versatile, la compagnie décide de retirer le produit du marché le 2 décembre 1961.

Gregor a presque cinq ans, il est mourant. Sa mère doit alors affronter le pire de tous ses malheurs : celui de la culpabilité. Lorsque son mari avait ramené à la maison des échantillons de thalidomide que la firme distribuait généreusement à tous ses employés, il lui avait dit que cela pouvait aussi l'aider à diminuer ses nausées. Il était l'un des premiers à connaître cette nouvelle indication qui allait augmenter les ventes et le profit. Elle était en sorte une privilégiée d'apprendre cela avant les autres. Ses nausées n'étaient pas trop importantes, mais pourquoi se priver des bienfaits du progrès. Elle n'en avait pris que deux ou trois fois. Hélas, nous savons aujourd'hui qu'un seul comprimé suffisait à déclencher un drame épouvantable et irréversible. En ce 2 décembre 1961, tous les parents qui avaient enduré le handicap de leur enfant devaient désormais supporter le martyre de leur culpabilité.

En quelques mois, tous les autres pays décident de retirer le thalidomide du marché.

Le produit a touché plus de 20 000 nouveau-nés, dont la moitié sont morts avant l'âge d'un an. Environ 5 000 « bébés thalidomide » sont encore en vie aujourd'hui. En raison de son action destructrice sur l'ADN, on a craint qu'il y ait aussi des effets délétères sur les générations suivantes ; fort heureusement, cela n'a pas été le cas pour les rares bébés thalidomide qui ont eu des enfants à leur tour.

Inversement, le Distilbène® (diéthylstilbestrol), largement prescrit entre la fin des années 1940 et la fin des années 1970 pour empêcher les fausses-couches, a eu des répercussions sur les générations suivantes. Les malformations et cancers de l'appareil génital continuent à frapper aujourd'hui les filles, petites-filles et arrière-petites-filles des femmes victimes de ces prescriptions[6].

Les familles des victimes du thalidomide ont intenté un procès contre Grünenthal. L'acte d'accusation était : « Blessures par imprudence, homicides par imprudence et violation des lois sur les produits pharmaceutiques. » Le procès a duré plus de deux ans, entre 1968 et 1970, le plus long depuis celui de Nuremberg. Les avocats de la compagnie ont commencé par récuser tous les experts à charge, y compris Lenz accusé de partialité en raison de sa sympathie pour les victimes. Ces avocats ont réfuté toutes les accusations et, sans aucune honte, ils sont allés jusqu'à dire que le thalidomide avait permis la survie de fœtus atteints de malformations spontanées. De façon encore plus abjecte, ils ont utilisé un argument juridique stipulant que, les victimes n'ayant pas d'existence légale lorsqu'elles avaient subi le dommage, elles ne pouvaient accéder au statut de plaignants. Grünenthal a fait défiler des experts pour énumérer toutes les malformations de nouveau-nés non imputables au thalidomide. On peut supposer que les femmes assistant au procès ont eu des nausées plus fortes que celles de leur grossesse devant tant d'ignominie. La justice des démocraties fonctionne ainsi, elle dispense de morale et d'éthique les avocats de ceux qui n'en ont pas. Une forme de contagion procédurale.

6 Le cas du Distilbène® a constitué la première preuve de l'héritabilité de certaines modifications épigénétiques.

L'ultime parade de Grünenthal a été de faire comprendre que la faillite de cette compagnie priverait les victimes de toute possibilité d'indemnisation. Un accord s'est conclu en décembre 1970 par l'obligation de verser 100 millions de marks à une fondation d'aide aux victimes. Aucun dirigeant de Grünenthal n'a été inculpé et l'entreprise se porte bien aujourd'hui.

La firme anglaise commercialisant le thalidomide est allée encore plus loin en réussissant à imposer à son ministère une omerta sur le sujet et en menaçant de prison les journalistes trop bavards. Ce n'est que lorsque la population a diffusé des tracts pour boycotter les produits de cette compagnie que les dirigeants ont accepté de créer un fonds d'indemnisation. La protection d'un chiffre d'affaires impose parfois quelques sacrifices.

En voulez-vous encore *ad nauseam* ?

En 2006, alors que Gregor et la plupart de ses frères et parents de misère étaient morts depuis longtemps, Grünenthal a empêché la diffusion d'un téléfilm retraçant cette histoire. Le principal motif était que le film montrait que la compagnie avait tardé à retirer le médicament du marché pour des raisons financières. Comment pouvait-on douter à ce point des motivations éthiques d'une compagnie pharmaceutique ? Le film est finalement sorti après de minimes corrections. La justice ne cesse de rapiécer les vieilles chaussettes.

L'histoire du thalidomide n'est pas finie, il est proposé dans plusieurs pays et dans de nouvelles indications : lèpre au Brésil, myélome multiple en France et aux États-Unis, lupus érythémateux disséminé, fibrose pulmonaire, maladie de Crohn et certains cancers dans d'autres pays. On pourrait sourire de cette obsession de la panacée.

Quelle que soit l'efficacité théorique ou réelle du médicament recyclé dans ces nouvelles indications, soyons certains que des médecins, certes plus prudents que leurs prédécesseurs, l'utiliseront avec des motivations précisément basées sur cette tragédie. Le danger majeur de certains produits confère une aura de gloire à ceux qui les manipulent ; il est un faire-valoir de leur expertise de spécialistes. Et, comme rien n'est simple en médecine, tout cela contribue aussi à l'effet placebo, auquel n'échappe aucune pathologie, si grave soit-elle.

Ce scandale reste considéré comme le plus important de toute l'histoire de la pharmacie. Il a grandement contribué à la mise en place de normes plus strictes pour la mise sur le marché des nouveaux médicaments et pour la création d'un centre mondial de pharmacovigilance. Il serait naïf de penser qu'il a mis fin au lucre et à l'ignominie dans le monde de la pharmacie. Il en coûte seulement plus cher aux industriels pour franchir les barrières réglementaires et pour diversifier encore les moyens de pression. Plusieurs autres scandales ont suivi, dont les victimes ont été plus nombreuses, mais moins « spectaculaires ». D'autres suivront…

Ce drame n'a pas encore permis à tous les médecins de comprendre que les nausées de la grossesse et les fausses-couches spontanées ont été induites par l'évolution pour protéger les mammifères[7]. Tous les nouveaux médicaments qui pourraient encore être éventuellement proposés dans ces indications auraient inévitablement un

7 Plusieurs femelles de mammifères ont aussi des nausées en début de grossesse, il s'agit d'un reliquat des processus évolutifs apparus pour protéger les fœtus de toute absorption par la mère de toxiques et pathogènes inconnus potentiellement dangereux. Quant aux fausses-couches spontanées, elles sont l'un des meilleurs moyens que les espèces ont progressivement sélectionnés pour éliminer les fœtus anormaux.

rapport bénéfices-risques négatif. On peut hélas encore craindre que le marché offre de nouveaux produits dans ces indications dont le potentiel mercatique reste intact. Gregor ne serait alors que le premier d'une liste de patients zéro.

16

L'Apo de Giovanni

Comme toutes les familles du village, les Pomarelli vivent de la pêche et de la culture d'oliviers et citronniers. Coincé entre le lac de Garde et la montagne, le village n'offre pas d'autres possibilités. On ne peut y accéder qu'en bateau, les chemins de la montagne, trop escarpés, sont inaccessibles aux charrettes. On ne s'évade ni des citrons ni du lac : Limone sul Garda porte vraiment bien son nom.

Giovanni n'est jamais allé jusqu'à Vérone, il n'en connaît que ce que lui racontent les pêcheurs qui traversent le lac. Il n'est allé qu'une seule fois sur l'autre rive, c'était le jour de ses quinze ans, en 1795. À quoi bon faire cette fastidieuse traversée ? Les pêcheurs disent que les poissons sont plus nombreux de ce côté et que les filles sont plus belles. Rosa habite sur le chemin de Riva, près de la ferme d'un de ses cousins. Ici, à Limone sul Garda, les chemins portent des noms de destination où ils n'arrivent pas à cause des falaises qui bloquent tôt ou tard le trafic. Le chemin de Riva n'arrive pas à Riva mais, s'il lui permet d'arriver un jour jusqu'au cœur de Rosa, il lui aura permis d'accomplir l'essentiel de tous ses voyages. Giovanni se demande comment il pourrait y avoir une fille plus belle de l'autre côté du lac, et peut-être jusqu'à Vérone. Il se murmure parfois qu'elle est peut-être aussi vaguement sa cousine. Qu'importe. Les parents de Giovanni étaient cousins issus de germains, la famille de sa mère possédait des oliviers et celle de son père, des citronniers. Un beau mariage entre agrumes et oléacées. Ici, à Limone, l'évidence de l'avenir est accrochée à l'évidence du présent. La loi des hormones s'accommode fort bien de la loi du sang. Cousins ou pas, les Pomarelli ont des enfants qui vont bien et mangent à leur faim. Giovanni a dix-sept ans et son histoire personnelle n'a aucune chance de franchir le lac ou la montagne. Sa biographie ne s'écrira qu'en une phrase que l'on gravera un jour sur une pierre du petit cimetière. On ne quitte pas le lac, on ne quitte pas la montagne, on ne quitte pas Limone.

La célébrité de Giovanni Pomarelli viendra pourtant, bien longtemps après sa mort. Il sera à l'origine de vives polémiques et de grandes manœuvres commerciales… Sa notoriété sera posthume… On remontera le temps jusqu'à lui… Une biographie où les points de suspension iront à reculons.

Un matin de septembre 1974, un certain Valerio Dagnelli va consulter son médecin, car il n'en peut plus de son mal de dos. Les douleurs lombaires sont une calamité de notre espèce encore inadaptée à la station debout. Autour du lac de Garde, comme autour de tous les lacs et de toutes les mers, la moitié de la population souffre du dos. Aucune médecine ni aucune chirurgie ne changent rien à cette histoire multimillénaire. Les lombalgies sont une manne pour les médecins qui, faute de mieux, prescrivent des anti-inflammatoires ou de la kinésithérapie pour soulager ou leurrer les douleurs.

En ces années 1970, la médecine, forte de ses succès passés, a déjà pris l'habitude de devancer les demandes des patients et de leur proposer des bilans de santé afin de détecter des maux cachés. C'est la grande mode des *check-up*. Ce ne sont plus les plaintes des patients qui dictent le soin, ce sont les découvertes biomédicales. Les maladies ne sont plus vécues par le patient, elles sont proposées par le médecin. Vous arrivez en consultation avec un furoncle, vous en repartez avec une hypertension artérielle ; vous entrez avec une migraine, vous ressortez avec un cancer de la prostate ; la diarrhée sert de prélude à l'hypercholestérolémie et la lombalgie se mue en diabète non insulinodépendant. Valerio n'échappe pas à cette lame de fond : les lombalgies sont devenues trop vulgaires pour la science médiale, son médecin lui prescrit un bilan sanguin. Ces analyses où les résultats comportent plusieurs chiffres après la virgule élèvent le niveau de la science médicale tout en évitant au médecin d'affronter des douleurs irrationnelles ou mystiques.

Comme beaucoup d'autres, le médecin de Valerio Dagnelli a été emporté par la vague des chiffres. Il apprécie le confort de ce commerce abstrait et il en pressent le lucre. Bien avant lui, l'industrie a compris que, les personnes saines étant bien plus nombreuses que les personnes malades, la prévention pharmacologique est un marché faramineux. L'insuline et les antibiotiques avaient été de vrais miracles médicaux, mais de modestes succès commerciaux, car d'un côté les patients étaient trop rares et, de l'autre, ils guérissaient trop vite. En modifiant les normes sanguines à l'envi, et en ne traitant que des maladies virtuelles ou potentielles, le marché s'annonçait illimité. Dans ces années 1970, la logique commerciale se transformait progressivement en une norme académique. Les médecins de campagne ne pouvaient pas échapper longtemps à ce bouleversement des pratiques, y compris à Limone sul Garda.

Lorsque, quelques jours plus tard, Valerio revient avec son mal de dos persistant et le résultat de ses analyses sanguines, le médecin pousse une exclamation. C'est un manque de tact que de pousser une exclamation avant de fournir une explication, mais cette subtile déontologie n'avait pas cours en 1974. Valerio se prend presque à regretter d'avoir divulgué ses lombalgies.

Son médecin lui explique que l'analyse de ses lipides sanguins est particulièrement mauvaise et qu'il a des risques élevés de maladies cardio-vasculaires. Valerio tente une question stupide pour savoir si cela peut expliquer son mal de dos ; il n'insiste pas, car le médecin ne se soucie manifestement plus de ses vertèbres lombaires. Bien souvent, la seule chose qui vous préoccupe n'intéresse pas votre médecin et, inversement, ce qui l'interpelle vous est totalement étranger.

— Maladie cardio-vasculaire, ça m'étonnerait, conteste Valerio, il n'y en a pas dans ma famille, je fume peu et je bouge beaucoup.

Valerio n'est pas un rustre, il connaît lui aussi la liste des facteurs primaires de risque cardio-vasculaire : tabac, sédentarité, obésité, excès de viandes et de sucres. Il ignore cependant encore que les projecteurs ont été déplacés sur des facteurs secondaires : hyperglycémie, hypercholestérolémie, hypertension, découlant des premiers, mais présentés comme indépendants. Cette glissade causale vers des chiffres présentait des avantages pour la science et le commerce médical, elle en présentait aussi pour les patients qui appréciaient ce transfert de causalité moins contraignant pour eux : l'arrêt du tabac et la marche à pied sont moins séduisants qu'une gélule bicolore. Les industriels pouvaient proposer des médicaments modificateurs de chiffres, montrant une action immédiate, sans devoir attendre l'impossible preuve de leur efficacité contre une maladie potentielle. Soigner un chiffre était élégant et confortable pour tous. Succès médical, social et commercial non démenti depuis. Valerio aurait été téméraire et impudent de tenter la moindre opposition à cette implacable machinerie.

Malgré les réticences et l'étonnement de Valerio, son médecin insiste.

— Si, si, votre risque est élevé, car vous n'avez pas de bon cholestérol.

— … ?

Valerio sait déjà que le cholestérol est le plus célèbre des facteurs de risque, il ignore qu'il y en a désormais deux : le bon et le mauvais.

Et voilà le médecin parti dans la consciencieuse récitation de cette biomédecine dont les leçons lui ont été rabâchées par des visiteurs médicaux bardés de courbes et de graphiques sur papier glacé.

— Dans votre sang, le cholestérol est transporté par des protéines nommées apolipoprotéines ou simplement Apo.

Valerio, qui ne pensait qu'à son mal de dos, s'efforce de penser à ses Apo.

— L'ApoA1 qui transporte le HDL cholestérol, c'est le gentil, celui qui est bon pour vos artères. L'ApoB transporte le LDL cholestérol, c'est le méchant, celui qui est mauvais pour vos artères.

Valerio suppute qu'il a beaucoup de ce méchant ApoB/LDL.

— Vous n'avez presque pas de gentil HDL cholestérol.

Raté, ce n'est pas le méchant cholestérol qui est en excès, c'est le gentil qui est insuffisant.

— Et alors ?

— Eh bien, c'est fâcheux, car vos artères vont s'encrasser rapidement. Le HDL est un facteur protecteur.

Un seul cholestérol avait déjà suffi pour créer un engouement fulgurant au début des années 1970. Ce cholestérol unique proposait un grossier contrat de nonchalance. Si je soigne mon cholestérol, mes artères ne vieilliront plus, même si je fume devant la télé. Si mes artères ne vieillissent plus, je ne vieillirai plus puisque l'on a l'âge de ses artères. Un syllogisme à vous laisser rêveur, un populisme à vous laisser pantois !

Lorsque le cholestérol s'est scindé en deux, lorsqu'il est devenu manichéen, avec son bon HDL et son mauvais LDL, le populisme s'est orné du label de la science. Succès garanti. La médecine avait incontestablement et magnifiquement empêché la mort de beaucoup de jeunes, pourquoi n'empêcherait-elle pas les vieux de mourir ?

Non seulement Valerio avait très peu de bon cholestérol, mais il avait aussi beaucoup de triglycérides, d'autres graisses, mauvaises pour les artères. Bref, d'après les données de la science, Valerio aurait dû avoir soit de l'hypertension, soit un infarctus, soit un AVC ou toute autre maladie liée à l'âge de ses artères. Or Valerio allait bien, très bien, trop bien pour comprendre les exclamations de son médecin. Ce dernier, en bon fantassin de la science biomédicale, l'adressa à un cardiologue de Milan... C'est dans les grandes villes que sont concentrés les spécialistes de la bonne santé.

Le cardiologue de Milan poussa la même exclamation que le médecin de campagne, prouvant que la faculté avait bien enseigné l'art de l'exclamation devant les chiffres à tous ses étudiants. Il n'eut pas trop de peine à convaincre

Valerio de se laisser radiographier les artères… Certes, les artères de Valerio n'étaient pas aussi belles qu'au premier jour, mais elles avaient beaucoup moins d'athérosclérose[1] que celles des Milanais de son âge. Valerio était en train de défier les patientes théories élaborées autour du cholestérol. Le cardiologue ne pouvait admettre une telle intrusion. Un villageois de Limone sul Garda ne saurait bousculer la science milanaise, ébranler un édifice de la biomédecine et contrarier la nouvelle médecine prospective.

Lorsqu'un fait n'entre pas dans une théorie, il faut changer de théorie ou trouver la raison de cette divergence. On rechigne toujours à changer de théorie, en médecine comme ailleurs, surtout lorsque la théorie est commercialement prometteuse. Il était impératif que le bon cholestérol soit bon pour tout le monde, et que le mauvais le soit pour tous. Sauf exception ! Valerio était une première exception. Il n'avait manifestement pas l'athérosclérose qu'il aurait dû avoir avec un sang aussi gorgé de facteurs de risque théoriques. Il fallait en avoir le cœur net (si je peux l'exprimer ainsi) !

Dans ces années 1970, la génétique dominait toute la biologie, on pensait pouvoir trouver des gènes expliquant tous les défauts, toutes les humeurs, tous les comportements. La médecine lui emboîtait le pas et recherchait les causes génétiques de toutes les maladies. Pour ce cardiologue milanais, la génétique était la plus noble façon de

1 L'athérosclérose est une infiltration de la paroi des artères par un amas de graisses, tissus fibreux, calcium et débris cellulaires. Cela diminue le diamètre des artères, donc l'irrigation des organes, pouvant provoquer des symptômes comme l'angor pour le cœur ou les crampes pour les muscles. Lorsque l'artère se bouche, l'organe peut être en partie détruit (infarctus du myocarde, AVC). L'athérosclérose est une évolution normale des artères avec les années, elle est d'autant plus rapide qu'il y a plus de facteurs de risque.

résoudre l'énigme de Valerio. À force de chercher, on trouva une mutation particulière sur le gène de l'ApoA1. Ce gène muté, intrus dans la science du cholestérol, fut baptisé « ApoA1 Milano ». Comme on ne trouva rien d'autre, on en conclut qu'il s'agissait d'une caractéristique monogénique[2].

On découvrit aussi que ce gène unique avait plusieurs fonctions. Certes, il baissait le HDL, ce qui est supposé mauvais, mais il augmentait son transport dans le sang, ce qui est supposé bon. Il semblait empêcher ou retarder la formation de l'athérosclérose. Bref, selon les données de la science, il était fortement susceptible d'augmenter la durée de vie. Valerio avait bien raison de ne pas se soucier des analyses et des théories médicales, puisqu'il avait l'intime conviction de son espérance de vie. N'est-ce pas la meilleure définition de la santé ?

Ce serait la fin de cette insignifiante histoire si nous avions oublié que notre héros s'appelle Giovanni Pomarelli.

Nous ne savons pas exactement combien Giovanni a eu d'enfants avec Rosa, qu'il avait finalement épousée en 1801 pour faire claironner le nouveau siècle. Ni combien chacun de ces descendants en a eus avec d'autres cousines ou voisins parsemés sur d'autres chemins sans issue. Les printemps ne livrent jamais tous leurs secrets, ni en Lombardie ni ailleurs. Nous savons seulement que, parmi les nombreux descendants des Pomarelli, plusieurs

---

2 Un trait, une fonction ou une maladie sont dits « monogéniques » lorsqu'ils ne sont dus qu'à un seul gène, ce qui est rarissime. Les maladies monogéniques (mucoviscidose, hémophilie) sont rares. Pour tout trait ou maladie, il existe généralement des dizaines et des centaines de gènes de prédisposition qui s'expriment ou non selon l'environnement et les modes de vie. Aujourd'hui, la génétique a perdu sa suprématie au profit de l'épigénétique, c'est-à-dire l'étude de l'expression des gènes en fonction de paramètres environnementaux.

étaient morts centenaires ou presque. En 1974, quarante d'entre eux vivaient encore à Limone, dont le plus vieux, âgé de quatre-vingt-dix ans, était aussi en forme que les plus jeunes. Giovanni et Rosa auraient eu de quoi être fiers, en cette fin de XXe siècle, d'avoir contribué à fournir 4 % des 1 000 habitants de Limone. Bon sang ne saurait mentir. Quelques arrière-petits-fils plus tard, Valerio avait ce sang-là.

Malgré les progrès faramineux de la génétique à cette époque, il était encore difficile de retracer l'histoire d'un gène donné et de ses mutations dans le temps et dans l'espace géographique. Il a fallu attendre 1985 pour qu'une retentissante publication dévoile précisément la généalogie du gène ApoA1 Milano. Elle avait commencé plus de deux siècles auparavant, au moment précis où un spermatozoïde du père de Giovanni avait pénétré un ovule de sa mère. La génétique tue l'intimité. Ce jour-là, à la position 173 du chromosome 11 de Giovanni, la lettre A (arginine) du code génétique a été remplacée par la lettre C (cystéine). La génétique tue aussi la poésie.

Ensuite, par le jeu de l'isolement et de la consanguinité, le gène muté de Giovanni se trouvait chez 4 % des habitants de Limone. Rosa n'ayant pas ce gène, leurs descendants étaient hétérozygotes, c'est-à-dire qu'ils n'avaient le gène muté que sur un seul des deux chromosomes de la paire, mais cela suffisait à leur conférer la protection vasculaire. La bonne santé n'est pas due qu'aux citrons et à l'huile d'olive, elle provient aussi du hasard des mutations.

Vu du côté commercial de la médecine, on avait tout simplement découvert le gène de la longévité. Rien de moins !

Dans les années 2000, les médicaments de la famille des statines étaient devenus les plus prescrits dans la pharmacopée du cholestérol. Ils rapportaient presque 20 milliards de dollars par an à l'industrie. Cette solide base financière permettait d'organiser toutes les publications de cardiologie, de circonscrire les médias, de payer les leaders d'opinion, de domestiquer les médecins et de subjuguer les patients. Les marchands se mettaient à rêver d'un monde où tous les êtres humains prendraient une statine chaque jour pour éviter la mort vasculaire. Une publicité montrait les pieds d'un cadavre portant une étiquette mentionnant qu'il n'en serait pas arrivé là s'il avait régulièrement pris des statines. Le marché peut se permettre d'être grossier parce que ses clients sont insatiables.

En 2003, l'atorvastatine commercialisée par Pfizer dominait le marché du cholestérol avec plus de 10 milliards de dollars de chiffre d'affaires par an. Beaucoup de gros concurrents tels qu'Astra-Zeneca, Merck ou Novartis se bousculaient pour proposer de nouvelles statines et grignoter des parts de marché. Ces géants de l'industrie pharmaceutique sont rarement des novateurs, ils ne font que recycler commercialement des résultats de la recherche publique ou des molécules découvertes par de petites compagnies. Ils utilisent leur fortune pour dévoyer des chercheurs fondamentaux ou racheter ces petites compagnies. Leur seul apport réel est d'ordre mercatique.

Depuis quelques années, des centaines de start-up de biotechnologies voyaient le jour autour des promesses de la thérapie génique[3] et des protéines recombinantes[4].

---

3 La thérapie génique consiste à implanter un gène directement chez le patient, par l'intermédiaire d'un virus. Cette méthode est dangereuse, car le virus peut se comporter de façon imprévue. Aujourd'hui encore, les patients ayant pu réellement bénéficier d'une thérapie génique ne se comptent que par dizaines dans le monde.

4 À la différence de la thérapie génique, une protéine recombinante est obtenue à partir d'un gène implanté dans un autre organisme (le plus souvent une bactérie). Cette biotechnologie est devenue courante. On

En 2003, donc, l'une de ces *start-up* au nom prometteur d'Esperion a eu l'idée géniale de ressusciter Giovanni Pomarelli, non pas lui, mais son histoire de fondateur d'une lignée génétique, histoire oubliée depuis la fameuse publication de la généalogie de l'ApoA1 Milano en 1985. Ils n'ont pas eu l'outrecuidance de proposer une thérapie génique anticholestérol à des personnes saines pour une illusoire prévention ; ils ont néanmoins eu l'audace de proposer une protéine recombinante issue du gène de Giovanni Pomarelli.

Une étude montra que cette protéine recombinante de l'ApoA1 Milano injectée à des rats provoquait une très légère diminution des plaques d'athérome et semblait ne pas être toxique. Comme l'enjeu commercial était mirobolant, ils l'ont testé sur dix-huit hommes pendant cinq semaines et ils ont comparé leurs artères à celles de dix-huit autres n'ayant pas reçu le traitement. Par miracle, ce petit essai clinique a eu un résultat très faiblement positif, avec une diminution estimée à 4 % du volume des plaques d'athérome. Ces résultats ont été jugés extraordinaires et les marchands de rêve se sont déchaînés jusqu'à dire que l'on avait découvert le « Destop » des artères. Un décapage avec garantie de vie éternelle !

Le jour de l'annonce des résultats, la société Esperion a empoché 300 millions de dollars à la Bourse. Et le laboratoire Pfizer, tombant dans le panneau, racheta la petite compagnie pour 1,3 milliard de dollars. Une bagatelle pour ce géant du cholestérol et une façon de bloquer une concurrence potentielle. Les *start-up* se créent souvent dans le but d'attiser la convoitise et de se vendre avant que le rêve ne s'effondre. Ce fut ici

obtient par exemple de l'insuline humaine à partir de colibacilles transgéniques.

le cas. L'essai clinique d'Esperion avait des lacunes que tout chercheur rigoureux aurait jugées consternantes et ne put jamais être reproduit. Le gogo Pfizer vendit Esperion quelques années plus tard en perdant 99 % de son investissement sur le rêve. Deux autres compagnies ont encore essayé de bricoler l'ApoA1 Milano sans obtenir le moindre résultat. Même en trichant.

Si vous allez en vacances dans le magnifique village de Limone sul Garda, vous verrez un dépliant touristique qui raconte cette histoire tout en vantant les mérites de l'huile d'olive et des citrons. Nul n'ose plus dire que des marchands ont cru un jour que la mort vasculaire était une maladie monogénique et qu'ils ont tenté de le faire croire à coups de milliards. Le gène de Giovanni Pomarelli a retrouvé le calme du petit cimetière du village. Les actionnaires d'Esperion ne vont même pas fleurir sa tombe, malgré les millions qu'il leur a fait gagner.

De cet imbroglio scientifico-commercial, il subsiste deux immarcescibles vérités. Il n'existe pas de patient zéro de l'immortalité. Et, surtout, après une heure de marche à pied sur le chemin de Riva, les taux de sucre et de cholestérol baissent naturellement chez tous les promeneurs. La santé est parfois simpliste.

17

Le diable et le miraculé

Après les prouesses de l'hygiène, des vaccinations et des antibiotiques, la médecine aurait pu s'endormir sur ses lauriers. Les graves maladies infectieuses étaient presque définitivement vaincues. Allons jusqu'à dire que la médecine a connu une crise existentielle dans les années 1960-1970. Il a fallu construire un nouveau paysage médical en érigeant les petites et grandes misères du vieillissement en problème de santé publique. Les preuves scientifiques étant plus difficiles en ce domaine, on a assisté à une prise de pouvoir par les marchands de santé qui ont fait basculer la preuve empirique vers la preuve statistique. L'empirisme avait guéri des individus, ces nouveaux conquérants allaient manipuler les chiffres pour promettre la santé des populations…

Cette courte période de semi-léthargie a brutalement cessé au début des années 1980 avec l'arrivée du sida. Coup de tonnerre dans un ciel serein. Mobilisant toute la communauté politique et scientifique, le sida a permis de nouveaux et rapides progrès en virologie et thérapeutiques antivirales. Certes, sa fréquence était négligeable si on la compare à celle de la peste ; cependant, sa létalité[1] de 100 % en faisait une maladie presque aussi terrifiante. Son mode de contamination sexuelle a excité les imprécateurs, nous ramenant brutalement au Moyen Âge. Puis la science a repris doucement ses droits, sans imprécations ni faux espoirs.

Le diable

Elles peuvent le trouver beau comme un cœur, un astre ou un pâtre grec, cela ne l'émeut pas. Gaëtan n'aime que les hommes et ceux-là le lui rendent bien : eux le trouvent beau comme le *David* de Michel-Ange. Rien que ça !

Gaëtan fait partie de ces hommes pour lesquels l'homosexualité est un état : on n'en cherche ni l'origine, ni l'explication, ni la finalité. Les homosexuels sont aussi divers que les autres mâles dans leur rythme d'activité sexuelle. Gaëtan est manifestement un hyperhormonal, un hyperactif, voire un obsessionnel compulsif. Son métier de steward sur Air Canada lui permet de beaucoup voyager et d'accumuler des conquêtes de toutes couleurs et origines. Il n'a jamais vraiment compté ses partenaires sexuels – comment le pourrait-il ? Il dispose de deux avantages sur les marins qui ont une femme dans chaque port : d'une part, il va bien plus vite d'aéroport en aéroport ; d'autre part, les hommes sont souvent plus accessibles que les femmes. Ces avantages chiffrés ne méritent aucune dissertation superflue sur les arcanes des sentiments et des copulations qui les scandent. Il a

1 Il ne faut pas confondre la létalité, qui est le taux de morts parmi les malades, avec la mortalité, qui est le taux de morts parmi toute la population. La rage a une létalité de 100 % et une mortalité nulle.

au moins 250 partenaires différents par an, il ne sait pas exactement, il va bientôt en obtenir la certitude…

Son problème actuel n'est pas d'épiloguer sur son addiction homosexuelle ou sur le nombre de ses conquêtes, il a un autre sujet de préoccupation. Depuis quelques mois, il a des hématomes qui récidivent sur les bras et le dos. Il a d'abord pensé aux suites d'ébats sexuels trop fougueux, il est maintenant certain que c'est autre chose. L'un de ces hématomes prend une vilaine allure et se recouvre parfois de pustules qui font penser à des boutons de fièvre. Son inquiétude est majorée par des épisodes de fatigue, il craint surtout que son attractivité sexuelle en pâtisse. Il se décide à consulter sans plus attendre.

Après quelques errements de spécialistes en laboratoires, le diagnostic tombe en ce jour de juin 1980 : un sarcome de Kaposi. Une vraie saleté qui n'arrive généralement qu'aux vieux et aux immunodéprimés, pas aux pâtres grecs ni aux sculptures de Michel-Ange. Les médecins ne mâchent pas leurs mots : c'est un cancer qui peut diffuser sur toutes les muqueuses et jusqu'aux poumons. L'évolution est imprévisible, lente ou rapide, le traitement est difficile, le pronostic est sombre…

Gaëtan accepte les soins. Pourquoi ce truc rare, ce truc de vieux lui arrive à lui ? Il a vingt-sept ans, un âge où la mort est hors d'atteinte, il veut vivre et ne rien changer à sa vie de don juan des aéroports.

Un an plus tard, maigre consolation, il apprend qu'il n'est pas le seul à partager cette improbable infortune. Le CDC[2] annonce officiellement le 5 juin 1981 une

2 Les Centers for Disease Control and Prevention (Centres pour le contrôle et la prévention des maladies) sont des institutions réparties sur tout le territoire américain. Le quartier général qui regroupe toutes les informa-

recrudescence de maladies de Kaposi dans trois grandes villes : Los Angeles, San Francisco et New York. Tous les patients sont homosexuels et immunodéprimés. Le sarcome de Kaposi devient le *gay cancer*, le « cancer des homosexuels ».

Le CDC découvre aussi que la moitié des patients répertoriés dans ces villes ont été des partenaires sexuels de Gaëtan. On l'informe assez sévèrement qu'il est contagieux et qu'il doit changer ses habitudes. On découvre surtout qu'il aurait pu être contaminé en Haïti. Une aubaine pour l'Amérique : l'ennemi est extérieur, il est noir. Cette nouvelle maladie ne déroge en rien aux légendes des maladies sexuellement transmissibles : toutes viennent de l'étranger. En plus, ce patient inséminateur diabolique s'appelle Dugas, un nom français ; il est francophone, né à Québec. Il est allé chercher sa maladie aux Caraïbes, ces îles dégénérées ou communistes, et il l'a ramenée sur le sol américain. Qui sait si le jeune Donald Trump, riche héritier et grand consommateur de femmes-objets, n'a pas élaboré à l'occasion ses premiers arguments de messie de la bonne Amérique contre le méchant monde ?

L'histoire dit que Gaëtan Dugas n'a suivi aucun des conseils de ses médecins, il n'avisait ses partenaires qu'après l'acte sexuel : « J'ai le cancer homo, je vais en mourir et toi aussi. » Vrai ou pas, peu importe, le diable doit avoir des propos sataniques.

Un fait médical est cependant certain : Gaëtan Dugas avait contaminé à lui seul plus de 20 % des 250 malades américains diagnostiqués avant avril 1982.

En juillet 1982, cette nouvelle maladie est nommée Syndrome d'immuno-déficit acquis, abrégé en SIDA.

tions épidémiologiques est situé en Georgie. C'est la plus importante et la plus respectable agence fédérale de santé publique.

En mai 1983, une équipe française de l'Institut Pasteur dirigée par Luc Montagnier et Françoise Barré-Sinoussi publie dans la revue *Science* sa découverte du virus Lymphadenopathy Associated Virus (LAV) considéré comme responsable du sida. Après quelques bagarres entre équipes françaises, les Américains entrent dans la bataille pour tenter d'obtenir le brevet sur le test, car les profits s'annoncent mirobolants. Le virus américain est nommé ARV. Les Français découvrent un deuxième type de virus qu'ils nomment LAV-2. Finalement, en 1986, la bataille se termine et tout le monde s'accorde pour nommer les deux virus VIH-1 et VIH-2 (Virus de l'immunodéficience humaine).

Gaëtan Dugas est mort en 1984, à l'âge de trente et un ans, après une vie sexuelle et médicale bien remplie. Ce *super-spreader* (« propagateur ») a conservé pendant trente ans son titre de patient zéro du sida américain, jusqu'à ce que deux articles de 2016 démontrent que la maladie était apparue à New York au début des années 1970. Le diable n'avait plus de nom.

Des études de plus en plus précises suggèrent que les deux VIH sont des dérivés de virus de singes (VIS). La contamination humaine aurait débuté dans les années 1920 par une mutation lors d'un passage du virus à l'homme, comme c'est souvent le cas lors du franchissement de la barrière d'espèce. Le véritable patient zéro serait un chasseur zaïrois contaminé lors d'une morsure ou du dépeçage de sa proie. L'honneur de l'Amérique est sauf, celui de l'espèce humaine aussi, le diable est un chimpanzé.

Le miraculé

Rarissimes sont les maladies infectieuses dont la létalité sans traitement est de 100 %. Même la peste pulmonaire consentait quelques survivants. La rage a été longtemps la seule maladie à ne laisser aucun espoir de guérison après l'apparition des premiers symptômes. Puis le sida a été la deuxième maladie à entrer dans cette sinistre catégorie. Sans traitement, la maladie reste encore considérée comme toujours mortelle. Peut-être à tort.

Dans les années 1990, les médecins ont constaté que certains séropositifs mettaient plusieurs années avant de développer les symptômes de la maladie. Ils étaient « biologiquement » malades sans être « cliniquement » malades.

Ces « porteurs sains » du sida biologique ont reçu divers qualificatifs : « survivants à long terme », « résistants » « contrôleurs à long terme ». Au moment où j'écris ces lignes, une poignée de personnes ayant échappé à tout traitement, séropositives depuis plus de trente ans, continuent à vivre sans aucun symptôme. Celles-là sont nommées « contrôleurs d'élite » ; elles représentent 0,5 % des séropositifs, ce qui n'est pas négligeable. Ainsi, nous pouvons dire que la létalité du sida n'est pas de 100 %, mais de 99,5 %.

Il est évident que les facteurs de résistance sont d'origine génétique. Cela est de nature à nous rassurer sur l'avenir de l'humanité : quels que soient les fléaux chimiques ou bactériologiques à venir, il y aura toujours une petite portion de la population possédant déjà des gènes protecteurs contre ces nuisances encore inconnues. Cette variabilité décrite par Darwin est la base de l'évolution des espèces en fonction des changements environnementaux.

Je ne raconte pas ici l'histoire banale du premier contrôleur d'élite, mais celle d'un autre patient zéro tout à fait original dans cette série des pionniers d'une pathologie ou d'une thérapeutique.

Lorsqu'il reçoit le résultat de son test positif à Berlin en 1995, Timothy Brown est effondré comme tous ceux qui apprennent cette nouvelle. Il avait passé le test après avoir reçu un coup de téléphone de l'un de ses anciens petits amis de Seattle, sa ville natale. Cet ex-compagnon lui annonçait qu'il avait le sida et recommandait à Timothy de faire le test.

Il se souvient de ses relations avec ce copain de lycée. Tous deux étaient ouvertement homosexuels et activistes de leur cause. Devant la discrimination montante aux États-Unis contre les malades du sida et, en filigrane, contre les homosexuels, ils avaient rejoint le mouvement Act Up pour se sentir actifs. Sa mère, qui l'avait élevé seule, l'avait soutenu dans ce premier combat. Fils unique et choyé, il avait décidé, quatre ans auparavant, de quitter l'Amérique. Après quelques expédients à Barcelone, il avait rejoint Berlin où un travail de serveur lui avait permis de financer ses études.

En cette année 1995, les antirétroviraux n'existent pas encore ; le diagnostic de sida est une condamnation à mort. Il téléphone à son ex petit-ami pour chercher un soutien moral

— Tu te rends compte que nous n'avons plus que deux ans à vivre, lui rétorque ce dernier pour tout réconfort.

Timothy se sent soudain seul et loin de tout. Il a déjà commencé à suivre quelques cours à l'université de Berlin. Apprendre est l'une de ses raisons de vivre. J'y arriverai, pense-t-il…

Son espoir est récompensé par l'arrivée des premiers antiviraux efficaces en 1996, moins d'un an après son diagnostic. Il fait partie des « chanceux » qui supportent assez bien ces traitements éprouvants. La thérapeutique se montre efficace dès le début, entraînant une forte diminution de la charge virale. La chance continue, puisqu'il parvient à obtenir un contrat de travail pour un service de traductions allemand-anglais. La vie pourrait presque redevenir belle…

En 2006, de retour d'un séjour aux États-Unis, il se sent épuisé. Pourtant, les contrôles viraux sont satisfaisants et il supporte assez bien la nouvelle et efficace trithérapie. Ses médecins lui confirment que le sida est en sommeil et que cette fatigue doit avoir une autre cause.

Après quelques jours d'investigations, le diagnostic tombe : une leucémie myéloïde aiguë, l'un des cancers les plus meurtriers de l'adulte. Les traitements sont peu efficaces, les rechutes fréquentes, l'unique façon d'éviter la mort est la greffe de moelle osseuse…

Timothy a quarante ans, c'est sa deuxième condamnation à mort. Il a cependant quelques raisons de croire encore en sa chance et de faire confiance à la médecine allemande qui lui a déjà accordé quelques années de sursis.

Le premier cancérologue amené à consulter Timothy ne connaît rien au sida, il a portant lu quelque part qu'un gène particulier a été découvert chez les « contrôleurs d'élite ». Ce jeune cancérologue du nom de Gero Hütter a effectivement bien lu. Des recherches ont montré que le gène CCR5Δ32 protège du sida[3]. Selon certains

3 CCR5 est une protéine membranaire réceptrice de chimiokines. Le virus du sida utilise une affinité pour cette protéine pour pénétrer dans les cellules. Une mutation particulière et apparemment récente du gène CCR5 provoque la suppression de 32 paires de base. Cette mutation nommée Δ32 entraîne une déformation de la protéine qui bloque le passage du virus.

scientifiques, cette mutation aurait été récemment sélectionnée par l'évolution chez les Européens durant les épidémies de variole et de peste du XIVe siècle, car elle était un facteur protecteur. Selon d'autres, il s'agirait d'une simple dérive génétique[4]. Quelle qu'en soit l'origine, CCR5Δ32 protège du sida en empêchant le virus d'entrer dans les cellules. Cette mutation se trouve chez 10 % à 20 % des Européens et ceux qui la possèdent sur les deux chromosomes de la paire sont génétiquement protégés.

Le docteur Hütter a une idée originale consistant à trouver un donneur de moelle porteur de cette mutation. Il ne sait pas du tout si cela aidera vraiment Timothy qui a un sida déjà ancien. Il lui propose d'essayer.

— Je n'ai pas envie d'être un cobaye, répond Timothy.

— Très bien, nous allons vous faire une chimiothérapie, mais il se peut que cela soit pénible, car vous avez déjà une trithérapie pour le sida.

Effectivement, cette chimiothérapie se révèle être un enfer. Il est atteint d'une pneumonie qui l'oblige à arrêter le traitement à la troisième séance. La leucémie connaît une courte rémission et reprend de plus belle. La solution de la greffe de moelle s'impose à nouveau.

— Foutu pour foutu, on peut essayer, dit timidement Timothy.

Le plus difficile est alors de trouver un donneur ayant les deux copies du gène CCR5Δ32. On en trouve un après plus de soixante tentatives. La greffe est réalisée le 7 février 2007. Ce jour-là, il cesse de prendre sa trithérapie.

Le miracle se produit. Trois mois après, le virus n'est toujours pas détecté dans son sang, alors qu'il n'a pas

---

4 La dérive génétique est l'évolution imprévisible d'une population résultant des mutations aléatoires se produisant lors de la fécondation.

repris son traitement antiviral. Il constate aussi que ses muscles qui avaient fondu, comme chez tous les patients infectés par le VIH, se sont un peu raffermis. Ni lui, ni son médecin ne s'attendaient à un tel résultat. L'audace a payé.

Mais c'est trop beau : à Noël de la même année, il a une pneumonie et sa leucémie fait une nouvelle poussée. En février 2008, il subit une deuxième greffe de moelle. Hélas, il présente des épisodes délirants, une crise d'épilepsie et une quasi-cécité. Une biopsie du cerveau révèle qu'il a une encéphalite liée à sa leucémie. Une malchance coriace.

— Cette fois, c'est la fin. Quelles sont mes chances de guérir ? demande-t-il avec lucidité.

— Très faibles, répondent unanimement ses médecins.

— Combien vraiment ?

— 5 % (il fallait bien donner un chiffre).

Il réapprend lentement à voir, parler et, incroyablement, sa vitalité se remet en marche. Mais le sort s'acharne sur lui avec la ténacité d'une pieuvre : en 2009, il est victime d'une agression, peut-être homophobe, entraînant une chute avec blessures à la tête et l'épaule. Une peccadille pour ce guignard, ce forcené de la morbidité, ce fantassin de la médecine.

Dans ce capharnaüm de désastres, une réalité persiste envers et contre tout : il est définitivement guéri de son sida. On lui demande alors l'autorisation d'étudier plus à fond son cas unique afin de le valider à l'échelle internationale. Comment refuser d'être le jouet de la science après en avoir été l'enfant gâté ? Il subit alors une succession de prises de sang, de selles, d'urines, de LCR et de biopsies sur divers organes. Lui qui avait refusé d'être un cobaye, le voilà transformé en passoire. Son sang et ses tissus sont envoyés dans des laboratoires aux quatre coins du monde pour vérifier si le VIH a vraiment complètement disparu. Rien, rien, rien et rien. Le cas de Timothy Brown, premier patient guéri du sida, est publié en 2009 dans un grand journal médical. C'est la gloire, mais à quel prix !

Une gloire qu'il refuse d'abord avant de la transformer en activisme, comme à l'époque d'Act Up, pour que d'autres patients puissent guérir comme lui. Sa vue est faible, il est fatigué, son épaule n'a pas récupéré, il ne peut pas reprendre son travail de traducteur. Il décide de retourner vivre aux États-Unis, où il est connu comme le « Patient de Berlin ».

Après le cas extraordinaire de Timothy Brown, la presse s'est déchaînée, annonçant que l'on allait guérir tous les patients. La communauté médicale a vite réagi en disant que ce traitement était dangereux et irréaliste, car il n'y avait pas assez de donneurs. Cette greffe a cependant été tentée chez six patients également atteints du sida et de leucémie. Tous sont décédés peu après, suite à des complications de la greffe. Chez certains autres patients, les virus ont muté pour utiliser une autre clé que la CCR5 pour entrer dans les cellules. Les virus sont diaboliques. La médecine est une leçon permanente d'humilité. Elle n'est faite que de cas particuliers : c'est la force de sa démarche scientifique et c'est la faiblesse de sa pratique.

Plus que cela, la médecine est une science ingrate qui ne reconnaît pas ses héros, car la science d'un jour n'a plus cours le lendemain. C'est le lot de toute science, et plus particulièrement de la médecine. L'histoire du Patient de Berlin et de son médecin téméraire n'est plus aussi simple qu'elle y paraissait. En réalité, Timothy Brown, après sa greffe, souffrait d'une réaction du greffon contre l'hôte (RGH), maladie rare, car c'est généralement l'hôte qui rejette le greffon. Nous savons maintenant que c'est cette maladie qui lui a permis d'éliminer le VIH et non pas le fait d'une thérapie génique avec le CCR5Δ32.

Depuis, d'autres patients ayant contracté une RGH ont également été débarrassés du VIH, alors que leur greffe ne contenait pas de CCR5. Il apparaît donc que les cellules greffées peuvent tuer les cellules immunitaires infectées par le VIH de l'hôte, et par la même occasion éliminer le virus. Cas extraordinaire d'une maladie qui en guérit une autre.

En ce début 2019, Timothy a cinquante-trois ans, il est discrètement en vie. Quelles que soient les élucubrations de la science biomédicale, il reste le seul patient de l'histoire du sida à être déclaré guéri. Une fondation porte son nom.

Un nouveau patient a subi la même greffe à Londres en février 2019. Il est déjà surnommé le « Patient de Londres ». Il est trop tôt pour dire s'il survivra. Quoi qu'il advienne du Patient de Berlin et de son petit frère de Londres, cette témérité médicale est promise à un bel avenir médiatique, mais soyons conscients de ce qu'elle n'a pas de réel avenir thérapeutique.

18

Une grippe pas comme les autres

Le docteur Liu Jianlun est néphrologue à Canton. Depuis que Hong Kong a été restituée à la Chine en 1997, cette mégalopole chinoise ne cesse d'enfler, elle est devenue le passage obligé des Chinois qui veulent se rendre dans l'ancienne colonie britannique. Le marché de Canton est le plus pittoresque de Chine. Chats, canards, chiens, scorpions, cochons, civettes et serpents y sont vendus morts ou vifs, suspendus ou étalés, dans une atmosphère de mouches, de suie et de gingembre. Les Chinois plaisantent sur eux-mêmes en se vantant de manger tout ce qui marche, nage, rampe ou vole. L'administration fait régulièrement des rappels à l'hygiène, sans conviction. La Chine a inventé l'eau bouillante et les Chinois ont un bon système immunitaire. Pourtant, en ce mois de novembre 2002, le monde médical de Canton est en effervescence. La grippe qui commence à sévir s'annonce sévère, elle a déjà fait quelques morts.

Des experts bourrés de conflits d'intérêts et naviguant allègrement entre l'Organisation mondiale de la santé (OMS) et le laboratoire Novartis évoquent alors le virus

H5N1. Ce virus est celui que les fabricants de vaccins ont désigné cette année comme le méchant pour amorcer la panique de la pandémie. La grippe est effectivement une maladie qui se manifeste par des pandémies faisant le tour du monde en six mois. Les virus utilisent les avions pour passer sans entrave de l'hiver austral à l'hiver septentrional et ils subissent des mutations qui les font changer de nature. Chaque année, les experts redoutent, avec raison, qu'un nouveau virus provoque des centaines de millions de morts et ils tentent de prévenir cette éventualité. Les vaccins constituent la plus belle victoire de la médecine et ce fait est admis sans réserve par la grande majorité de l'humanité. Pendant longtemps, les vaccinations ont été gérées par la science et par les institutions, puis, avec la mainmise du commerce sur tous les secteurs de la vie publique et des vies intimes, elles ont perdu leur aura de probité et sont devenues des marchandises comme les autres. Lorsque la mercatique est devenue la plus précise des sciences humaines, imaginez l'aubaine qu'ont pu représenter les vaccins, des produits sur lesquels des milliards d'humains de tous pays et de toutes classes ont un *a priori* plus que favorable, un *a priori* de nécessité et d'intégrité. L'ennui de ce magnifique objet marchand est sa faible fréquence d'achat, due à son extraordinaire efficacité : chaque vaccin n'est utilisé que de deux à six fois au cours d'une vie. Par ailleurs, les prix sont traditionnellement bas et les marges faibles. La grippe avec son virus voyageur et mutant a représenté le déclic qui a fait basculer le domaine de la vaccination dans le monde marchand. Une nouvelle vaccination chaque année pour toute l'humanité... Un impossible rêve !

Il était alors facile de formater et de payer des experts pour naviguer entre les industriels, les ministères et l'OMS et appuyer sur leurs deux points faibles : démagogie et peur panique de pandémies. Mieux encore, comme la grippe ne fait peur qu'à l'Occident, le prix du vaccin pouvait être occidental. Peu importe si la grossièreté des manœuvres, devant une maladie à la mortalité stable et modeste, risquait de ternir la perfection des autres vaccins.

Voilà pourquoi, dès qu'était signalé le moindre syndrome grippal en un point du globe, les experts accouraient pour vérifier s'il fallait introduire une nouvelle souche dans le vaccin – c'est le versant scientifique – et désigner le méchant qui allait décimer l'humanité – c'est le versant promotionnel ; ils avertissaient immédiatement les journalistes qui ne manqueraient pas de raviver la peur ancestrale de la peste. À chacun son travail.

En ce mois de novembre 2002, les autorités chinoises, elles, ne s'inquiètent pas : une grippe en novembre dans cette région, même si elle paraît plus sévère que d'autres, reste une banalité.

En janvier 2003, on commence à parler de cas plus suspects à Foshan, une ville voisine où seraient morts un homme dans la force de l'âge et deux infirmières qui l'avaient soigné. Rien de bien extraordinaire, d'autant plus que les autorités n'ont rien signalé. Pendant le mois de janvier, plusieurs cas similaires sont soignés à l'hôpital où travaille le docteur Liu Jianlun. Cependant, une mauvaise rumeur commence à enfler dans la population. Le peuple sait ce qu'est une grippe et ce qui n'en est pas.

Début février, un mail parvient au fils d'un ancien membre de l'OMS évoquant une étrange maladie contagieuse qui a déjà fait plus de cent morts en une semaine dans la province du Guangdong. Ce message est retransmis au bureau de l'OMS à Pékin, tout en précisant que l'épidémie ne doit pas être médiatisée. La langue de bois est une seconde nature dont les dictatures n'arrivent pas à se défaire. Même quand elles revendiquent d'entrer dans le grand concert des nations, elles n'ont pas peur du ridicule, qui n'a effectivement jamais réussi à en renverser une seule. Ce déni des autorités contraste beaucoup avec la panique qui sévit déjà à Canton, où la population commence à envahir les pharmacies.

Nul ne peut plus empêcher la diffusion du message à tous les bureaux de l'OMS du Sud-Est asiatique, puis au Japon, et finalement au siège de Genève. Cette fois, Pékin est obligé de dire quelque chose de crédible. Le 14 février, le ministre de la Santé chinois évoque « un syndrome respiratoire aigu qui ne semble pas être une grippe et qui a tué cinq personnes dans la province de Canton entre mi-novembre et début février. Mais, fort heureusement, le nombre de cas diminue et l'épidémie est en passe d'être contrôlée ». Une épidémie qui a fait cinq morts et qui diminue, c'est vraiment une broutille ! Et, quand bien même il y aurait eu cinq cents morts, tout est broutille dans une dictature, surtout si elle compte 1,5 milliard d'habitants.

Le docteur Liu Jianlun est vraisemblablement coincé, comme tous ses confrères, entre le marteau du Parti et l'enclume de la Science. À vrai dire, il a d'autres préoccupations en tête, car il doit aller marier l'un de ses neveux à Hong Kong. Une grande fête familiale dans une ville de rêve qu'il ne connaît pas encore. À soixante-quatre ans, il est proche de la retraite et possède assez d'économies pour affronter ce grand temple de la consommation. Le 21 février 2003, il prend le bus pour Hong Kong, accompagné de sa femme et d'un mystérieux virus qui l'accompagne incognito. Il s'installe à la chambre 911 de l'hôtel Métropole, d'où il peut jouir d'une vue époustouflante sur Kowloon, l'un des plus beaux quartiers de gratte-ciel au monde. Pendant la nuit, il éprouve du mal à respirer. Pourtant, au matin du 22 février, rien ne saurait l'empêcher d'aller faire les magasins avec son beau-frère hongkongais. Le retour des courses est plus difficile, une violente quinte de toux le fait s'effondrer dans l'ascenseur. Des voisins d'hôtel, venus de Singapour, l'aident à regagner sa chambre.

Vite hospitalisé en soins intensifs à l'hôpital Kwong Wah, conscient de la gravité des cas de Canton, il prévient le personnel médical qu'il craint d'avoir attrapé une maladie très virulente. Les soignants n'en tiennent pas compte, ils n'ont ni masques ni gants et tous seront infectés. Le docteur Liu meurt le 4 mars 2003. Entretemps, les experts de l'OMS sont arrivés à Pékin, mais ils ne sont pas autorisés à se rendre dans la province de Canton.

L'hôtel Métropole et l'aéroport de Hong Kong deviennent la plaque tournante de l'épidémie mondiale en répartissant leurs *businessmen* dans les grandes capitales d'Asie et du monde. L'aéronautique est la meilleure alliée de tous les nouveaux virus...

Le 10 mars, enfin, la Chine demande officiellement l'aide de l'OMS pour trouver les causes de l'épidémie. Le 12 mars, l'OMS lance son alerte mondiale, pour cette grippe possiblement aviaire et probablement H5N1. N'oublions pas que ce H5N1 avait déjà été décrété comme le méchant et qu'il faut du temps, de l'argent et de la vivacité d'esprit pour changer une stratégie publicitaire.

On identifie vite un autre virus encore inconnu de la famille des coronavirus[1]. La maladie est nommée syndrome

1 Virus à ARN infectant plusieurs mammifères. Un nouveau membre de cette famille a été identifié en 2016 : le MERS-CoV en Arabie saoudite, où il a fait cinq cents morts.

respiratoire aigu sévère (SRAS). On confirme que l'épidémie mondiale est bien partie de la chambre 911 de l'hôtel Métropole. C'est la première épidémie mondiale du XXIe siècle qui a pu être suivie pratiquement en direct. Le 2 avril, chose rarissime, l'OMS ordonne la fermeture de l'aéroport de Hong Kong et accuse ouvertement la Chine de minimiser l'épidémie. Les retombées économiques sont désastreuses, le coût mondial de cette épidémie est évalué à 30 milliards de dollars. On comprend mieux pourquoi tout le préalable n'était que broutille. Occasion de confirmer la transformation économique du domaine de la santé, puisque les épidémies se mesurent désormais en milliards de dollars plutôt qu'en milliers de morts.

Malgré tout cela, avec un grand aplomb, le 3 avril, lors d'une fameuse conférence de presse télévisée, le ministre de la Santé chinois Zhang Wenkang rassure les populations en utilisant une langue de bois digne de l'époque de la guerre froide. Trop, c'est trop, même pour les médecins chinois coincés entre le marteau et l'enclume, entre le *Petit Livre rouge* et l'économie de marché. L'un d'entre eux, le médecin militaire chinois Jiang Yan Yong, plus intrépide que les autres, accuse alors son ministre d'avoir proféré un mensonge mortel. Il est arrêté avec sa femme en juin 2003. Il risque gros, car le ridicule ne tue que dans un seul sens. Fort heureusement libéré sous la pression internationale, il est devenu un héros médical.

L'épidémie a pris fin en juillet 2003, après avoir touché environ 8 000 personnes dont près de 800 sont décédées. Le Canada, où vit une grande communauté asiatique, a compté le plus grand nombre de morts. Presque tous ceux qui ont introduit des cas dans leur pays – Singapour, Philippines, Canada, etc. – étaient passés par le neuvième étage de l'hôtel Métropole. Près d'un tiers des décès sont survenus parmi le personnel médical, dont notre bon docteur Liu.

Comme beaucoup de patients zéro, le docteur Liu Jianlun va perdre son titre. On sait déjà que l'épidémie a probablement commencé chez un marchand de Foshan. Il s'agit d'un virus muté à partir de celui d'une civette, elle-même probablement contaminée par une chauve-souris.

L'histoire des nouvelles épidémies s'arrête fort heureusement en aval, le plus souvent avec de simples mesures d'hygiène. Inversement, grâce à la connaissance, elle ne s'arrête plus en amont, car notre science des gènes nous permet désormais de remonter le fil de la contagion. En infectiologie, chaque nouveau titre de patient zéro sera précaire.

19

L'homme sans cerveau

Depuis quelques semaines, Samuel a de vagues douleurs dans la jambe gauche et celle-ci a perdu de sa force. Samuel a parfois l'impression qu'elle va se dérober, mais il ne tombe jamais. Il n'a pas l'habitude de se plaindre. De quoi d'ailleurs se plaindrait-il ? Son dernier souvenir médical remonte à trente ans. Il avait quatorze ans, c'était déjà un problème sur cette jambe gauche ; tout avait été rapidement réglé par une petite intervention dont il n'avait pas compris la nature. Il sait seulement qu'il avait une anomalie quand il était bébé. Tout est marqué dans son carnet de santé qu'il n'a pas vraiment pris le temps de lire.

Fonctionnaire, marié, deux enfants, Samuel a une vie tranquille. Il serait malveillant de sous-entendre quelque corrélation entre tranquille et fonctionnaire : non, Samuel a vraiment décidé d'avoir une vie paisible, sa nature le porte à éviter les problèmes. Nature rencontrée dans tous les statuts professionnels et chacun d'eux incluant toutes les natures – pour couper court à toute escarmouche.

Cette fois, il se décide à voir un médecin, car sa jambe traîne un peu et sa marche devient hésitante. Son médecin prend la chose au sérieux et l'envoie dans le service de neurologie où il avait été vu, il y a trente ans déjà. Que le temps…

Le neurologue reprend le dossier. Samuel avait eu une hydrocéphalie[1] traitée à l'âge de six mois par un shunt ventriculo-atrial[2]. À quatorze ans, il avait eu une première faiblesse de la jambe gauche et quelques mouvements anormaux, le tout avait été réglé par une réintervention sur le tuyau devenu trop court et partiellement obstrué. Depuis, aucun nouveau trouble neurologique n'avait été mentionné.

Le neurologue prescrit un scanner et une IRM. Tout est devenu si facile de nos jours. On ne prend plus la peine de faire un examen neurologique. À quoi bon ? Les images reviennent : stupéfaction dans le service… Tous les internes et praticiens hospitaliers se penchent sur ces images complètement noires… Il n'y a pas de cerveau dans ce crâne !

Lorsque l'émotion s'apaise, lorsque les médecins redonnent place à l'observation lucide après avoir cru au surnaturel, ils devinent une fine couche de cerveau de moins d'un centimètre d'épaisseur, repoussée contre les parois de la boîte crânienne par une énorme masse liquidienne remplissant tout le cerveau. Ce sont les quatre ventricules cérébraux gorgés de liquide céphalo-rachidien qui occupent toute la place.

---

1 Une hydrocéphalie est une maladie consistant en une accumulation du liquide céphalo-rachidien dans le cerveau, car les canaux d'évacuation de ce liquide fonctionnent mal.

2 L'intervention consiste à implanter un petit tuyau entre le liquide cérébral et le cœur afin d'évacuer le liquide en excès. Plus souvent, on réalise un shunt entre le cerveau et le péritoine (abdomen). Les résultats sont excellents dans les deux cas.

Cette fois, les médecins prennent le temps de faire l'examen neurologique à fond. Non pas pour faire le diagnostic évident d'hydrocéphalie, mais pour essayer de mesurer l'étendue des symptômes…

Nouvelle stupéfaction. Samuel a fort peu de symptômes neurologiques, en dehors de la faiblesse de la jambe gauche qu'il a lui-même signalée. Il a une activité normale. Il a un QI de 75 et un QI verbal de 85. Certes, ce n'est pas le cerveau d'Einstein ; ce n'est pas non plus une déficience mentale. Par définition, la déficience mentale n'est évoquée que lorsque le QI est inférieur à 70. Voilà pourquoi Samuel n'aimait pas se compliquer la vie : il devait tout économiser, y compris ses facultés cognitives. Aucun autre signe de dysfonctionnement cérébral n'est noté alors que 90 % du volume de sa boîte crânienne sont remplis d'eau. Inimaginable. Comment peut-on avoir une pleine conscience de soi avec seulement 10 % du volume neuronal usuel ?

On avait déjà une idée de la plasticité cérébrale, mais nul n'avait encore observé un tel cerveau où des zones fonctionnelles semblent avoir totalement disparu. Les structures cérébrales centrales nécessaires à la mémoire et à la coordination des mouvements sont invisibles sur le scanner de Samuel qui ne présente aucun trouble correspondant ! Ses aires frontale, pariétale, temporale et occipitale sont réduites à de fines lamelles sans aucune conséquence sur des fonctions comme le toucher, le langage, la vue et l'ouïe. Une seule explication possible : toutes les aires et structures cérébrales classiques ont lentement et progressivement été remodelées et comprimées, sans perdre leurs fonctions.

Le cas de Samuel a permis de révéler l'extraordinaire potentiel de la plasticité cérébrale. On savait que le cerveau pouvait partiellement récupérer ses fonctions après un AVC ou un traumatisme, mais on ignorait la capacité de réorganisation perpétuelle des neurones et des synapses en fonction des contraintes volumétriques. On avait compris que des circuits cérébraux et des synapses pouvaient se renforcer ou disparaître en fonction de l'usage. Nul n'avait imaginé que tous les réseaux pouvaient être opérationnels en un aussi petit espace. Un grand volume cérébral est la particularité d'*Homo sapiens*. Le cerveau de Samuel était bien plus petit que celui d'un primate non humain.

Certains défenseurs de la cause animale en ont profité pour dire que les animaux peuvent être aussi intelligents et conscients que nous. Des activistes féministes ont pitoyablement rappelé que le volume cérébral n'a rien à voir avec l'intelligence. Cela était déjà absolument certain.

Les neurochirurgiens ont transformé le shunt de Samuel en un shunt péritonéal et les quelques symptômes dont il se plaignait ont totalement disparu. Il avait alors quarante-quatre ans. Il en a cinquante-six et mène une vie paisible. Il lui importe peu de savoir qu'il est le champion du monde de la plasticité cérébrale.

Épilogue

Avoir mis les patients au premier plan a été une façon de leur rendre hommage, mais aussi une fantaisie littéraire, un artifice d'historien. Les protagonistes de la médecine ont été des plus divers. Baroudeurs de l'anatomie qui ont écrit l'histoire de la chirurgie sur le corps des soldats. Philosophes dont l'entêtement à penser la vie a permis de tracer les premiers chemins de la physiologie. Amoureux des corps qui les ont regardés et palpés pour créer un artisanat clinique. Physiciens et chimistes qui ont pénétré l'intimité des organismes avec une impudeur sans précédent. Patients, enfin, qui en ont permis la narration sans laquelle n'existe aucune science humaine.

Quels seront les acteurs de la médecine du futur ? Pour répondre à cette question, il faut revisiter l'histoire en séparant les deux grands domaines de l'action médicale que sont le diagnostic et le soin, et dont les parcours historiques ont été très différents et rarement convergents. Ce n'est pas parce qu'il y a des cathédrales que l'histoire de la théologie peut être comparée à celle de l'architecture. Ce n'est pas parce que nous guérissons certaines maladies que l'on doit confondre l'histoire du diagnostic avec celle du soin, comme cela a trop souvent été fait. Aujourd'hui encore, les progrès de l'un et de l'autre sont rarement coordonnés.

Le soin existe depuis des millions d'années, depuis la reproduction sexuée, depuis que la survie de la progéniture de certaines espèces dépend des soins parentaux. Chez les primates que nous sommes, chacun est un jour le soignant d'un autre. L'épouillage a précédé de loin les trois cents types de psychothérapies actuels. Les matrones, barbiers et arracheurs de dents n'ont pas attendu la césarienne ou la microchirurgie pour prodiguer des soins de qualité. Dans nos pays, les métiers du soin se comptent par centaines, alors que le diagnostic est réservé aux seuls médecins. Inversement, le soin n'a jamais été et ne sera jamais une exclusivité médicale. Les médecins y tiennent un rôle mineur. L'empathie, l'altruisme et la coopération relèvent naturellement de l'écologie comportementale, les médecins n'en sont ni mieux ni moins pourvus que les autres. Le soin est biologique et universel.

Quant au diagnostic, il est né avec les premières formes de culture animale. Les chimpanzés savent probablement diagnostiquer une parasitose intestinale, puisqu'ils ingèrent des feuilles non digestibles dont les trichomes (poils) emprisonnent les parasites qui sont alors éliminés dans les selles. *Homo sapiens* a franchi une nouvelle étape en faisant du diagnostic un métier. Contrairement au soin, biologique et universel, le diagnostic est culturel et spécifique. Le diagnostic est une science où les médecins excellent depuis deux ou trois siècles. Ils en protègent farouchement l'exclusivité, avec raison. Rares sont ceux qui osent contester cette prérogative.

Mais les médecins ont tort quand ils revendiquent un monopole sur le soin, car les rencontres fructueuses entre diagnostic et soin relèvent généralement de la contingence. Pasteur ignorait tout de l'immunologie. La grande majorité des médicaments ont été découverts empiriquement bien avant que l'on ne connaisse leur action physiologique. Les citrons ont soigné le scorbut avant que l'on ne découvre que nos organismes sont incapables de synthétiser la vitamine C. C'est par le plus grand des hasards que les neuroleptiques ont permis de supprimer les camisoles de force. Inversement, de nombreux médicaments basés sur un mécanisme d'action théoriquement parfait se révèlent sans effet clinique.

Nous pouvons délimiter une très brève période où le diagnostic théorique et le soin pratique se sont rejoints pour un vrai bénéfice sanitaire. Elle commence en 1921 avec la synthèse de l'insuline après avoir compris la physiopathologie du diabète de type 1. Elle se poursuit avec les antibiotiques dans les années 1940 après la compréhension du rôle pathogène des micro-organismes. Elle se prolonge avec la mise en place des essais cliniques dans les années 1960 pour quelques médicaments innovants... Elle se termine dans les années 1980 sous l'effet de la prédominance du marché sur la politique et l'enseignement, lorsque, par impuissance, angélisme ou fatalisme, les ministères ont laissé les industries sanitaires biaiser la science clinique et orienter les diagnostics et les soins.

Fort heureusement, cette domination du marché est arrivée alors que notre espèce avait atteint un optimum d'espérance moyenne de vie, grâce à de nombreux autres progrès techniques, politiques et sociaux. Les quelques scandales retentissants comme celui du thalidomide et les autres (Distilbène®, Vioxx®, glitazones, Mediator®, etc.) ont tué et lésé des milliers de personnes sans avoir d'impact statistiquement mesurable sur la santé publique.

Les soins d'aujourd'hui sont prodigués par un nombre croissant d'acteurs ; ils errent entre la plus grande rigueur scientifique et les plus extravagants obscurantismes. Les rayons de supermarché regorgent de produits dont l'étiquette vante les effets sanitaires. Le journal de 20 heures annonce chaque jour la guérison prochaine d'un cancer ou d'une maladie orpheline. Le magnétisme et la divination renaissent et partagent l'affiche avec les cellules-souches et les anticorps monoclonaux.

De son côté, le parcours culturel du diagnostic a franchi deux ultimes étapes dans nos sociétés d'abondance. D'une part, il est devenu obligatoire ; la mort naturelle a disparu : le médecin doit inscrire la cause de la mort sur les certificats de décès. D'autre part, il est devenu indépendant du vécu des malades, puisque ce sont désormais les médecins qui proposent des « maladies » dont les patients n'ont jamais ressenti le moindre symptôme : ostéoporose ou hypercholestérolémie, anévrismes ou cancers dépistés. Les maladies sont virtuelles, la médecine n'a plus besoin de malades.

Reprenons alors notre citation introductive de Canguilhem : « C'est parce qu'il y a des hommes qui se sentent malades qu'il y a une médecine, et non parce qu'il y a des médecins que les hommes apprennent d'eux leurs maladies. » Cela n'est plus vrai aujourd'hui, car ce sont plus souvent les médecins qui apprennent leur maladie aux hommes. Le plus surprenant est la docilité avec laquelle nos concitoyens acceptent des diagnostics de maladies qu'ils n'ont jamais vécues.

Je serais donc bien en difficulté pour écrire de nouvelles histoires de patients zéro, car ce n'est plus le patient qui est à l'initiative de la relation. Tout se passe comme si les vieux couples médecins-patients avaient disparu. Ces couples dont chaque membre cherchait l'autre, qui se déchiraient entre science et croyance, entre somatique et psychique, se séparaient et se retrouvaient pour le plus grand bien de la science clinique. Ces duos hasardeux ont façonné cette science improbable qui a débuté avec l'histoire multimillénaire de l'empathie, qui s'est poursuivie avec les progrès fulgurants de la biomédecine et qui s'embourbe aujourd'hui dans un marché porté par le rêve de l'immortalité.

Quels seront alors les couples zéro de demain ?

Cardiologues ou cancérologues et leurs patients ? Non, les plus chanceux d'entre eux écriront peut-être quelques histoires individuelles, romanesques ou sympathiques. Mais, progressivement devenus des jouets de l'industrie, il est peu probable qu'ils puissent faire progresser l'aventure clinique ou la science biologique.

Les couples gériatres-vieillards ou obstétriciens-parturientes ? Assurément non. Le mieux que l'on puisse espérer de leur part serait au contraire une réduction de l'activisme médical. La surmédicalisation récente dans ces deux domaines est en train de faire basculer le rapport bénéfices-risques dans le négatif.

Des couples formés par un généticien et un malade « orphelin » ? Il y en aura assurément plusieurs. On peut encore espérer des progrès dans les thérapies géniques, pour l'instant confidentielles et périlleuses. Ces couples écriront certainement d'épiques histoires individuelles, mais ils ne feront pas frémir la santé publique car, si les maladies orphelines sont nombreuses, les malades sont très rares, et l'histoire ne valide un progrès sanitaire que lorsqu'il concerne un grand nombre de patients.

Les « grands couples » médecins-patients de demain devraient logiquement se former dans les champs vierges ou encore en friche de la médecine. Il y en a au moins deux : la psychiatrie et l'immunologie. La fréquence des troubles psychiatriques et des maladies auto-immunes ne cesse de s'accroître. Les hypothèses diagnostiques se succèdent sans véritable logique, l'épidémiologie est honteuse, les recherches physiopathologiques sont balbutiantes, les traitements sont inefficaces et souvent dangereux. Aucune idylle ne s'annonce ; la porte de la psycho-immunologie est à peine entrouverte que s'y engouffrent déjà tous les obscurantismes. Leurs amours seront en outre perturbées par les acteurs de plus en plus nombreux qui les entourent : assureurs publics et privés, avocats, industriels, financiers, médias, ministères et camelots. Tous ces marchands ont usurpé le premier rôle.

Raconterai-je alors des histoires de marchands zéro ? Celui qui réussira à convaincre les autorités de valider un médicament susceptible de méthyler l'un des cent gènes supposés prédisposer à la maladie d'Alzheimer, voire à en rendre la consommation obligatoire. Celui qui proposera un traitement préventif des troubles de l'humeur de l'adolescence. Celui qui proposera un traitement unique pour la ménopause et la stérilité. Et bien d'autres inaccessibles à mon imagination médicale, bien moins fertile que celle des transhumanistes.

Pour rester résolument optimiste et produire encore une belle médecine, il faudrait séparer de nouveau le diagnostic et le soin, comme ils l'ont toujours été dans l'histoire. Puisque le soin a été investi par tant de leurres et de cupidités, la recherche biomédicale gagnerait à ne plus s'en préoccuper directement. Une médecine qui chercherait juste à comprendre l'histoire d'*Homo sapiens* et de ses maladies, qui l'enseignerait aux enfants et aux adultes en les laissant libres d'en tirer profit.

Est-ce à la médecine de gérer les méfaits du sucre et du tabac après avoir démontré avec rigueur leurs risques majeurs pour la santé ? Ceux qui vendent des médicaments supposés corriger leurs méfaits ne sont pas plus altruistes que ceux qui promeuvent ces poisons. Ils utilisent les mêmes procédés pour biaiser la science et fabriquer le doute. C'est aux administrations qu'il revient de réguler ces imbroglios mercatiques, pas à la science clinique ou biomédicale.

Alors, pour conserver l'optimisme nécessaire à la poursuite des recherches scientifiques, je vais raconter une ultime histoire de patient zéro. Elle me vient de la thèse d'un étudiant du diplôme universitaire « Biologie de l'évolution et médecine » créé à l'université Claude Bernard de Lyon et dont je suis coresponsable. On y apprend à déchiffrer l'évolution des maladies dans un environnement lui-même en évolution. On y enseigne qu'aucune maladie n'est ni stable ni monofactorielle. On y explique l'évolution culturelle des diagnostics et des pratiques médicales.

Nous sommes en 1964. Steevy a cinq ans lorsqu'il arrive dans le service d'urologie de l'Akron Children's Hospital, dans le nord-est de l'Ohio. Il y a été adressé par son médecin, car il a une déformation congénitale du pénis qui l'empêche d'uriner assis et qui le gêne pour orienter son jet quand il urine debout. Avant d'examiner Steevy, les médecins, n'ayant jamais rien entendu de tel, pensent à un caprice d'enfant ou à une obsession parentale. Mais, très vite étonnés par la déformation irréductible de ce pénis qui présente une rigidité n'ayant rien de comparable à celle d'une érection d'enfant, ils prescrivent une radiographie. Stupéfaction, cette radio montre un os qui occupe toute la longueur de la partie droite du pénis. Aucun des urologues et pédiatres de l'hôpital n'avait jamais vu cela ; mieux encore, aucune recherche bibliographique ne relate un tel cas. Steevy est le seul garçon connu à ce jour qui soit né avec un os pénien. Il est un patient zéro sans lignée de successeurs. Il est unique.

Le cas clinique de Steevy n'aura jamais d'importance pour le soin, mais il en a eu grandement pour la compréhension de notre espèce. Les médecins ont compris son cas en faisant appel à des biologistes de l'évolution…

Parmi les mammifères, les espèces qui possèdent un *baculum*[1] sont majoritaires. Et tous les primates, dont l'homme, ont été pourvus d'une structure calcifiée du pénis à une période plus ou moins lointaine de leur évolution. Le *baculum* d'*Homo sapiens* a complètement disparu au point qu'à l'exception de Steevy aucun homme n'en possède aujourd'hui. Les biologistes de l'évolution sont d'une insatiable curiosité, ils font plus d'hypothèses que les autres scientifiques et plus de spéculations intellectuelles que les médecins. Ils ont compris que le matériel génétique nécessaire à la fabrication de l'os pénien était toujours présent dans notre espèce. Il leur fallait alors découvrir pour quelles raisons évolutionnistes l'expression de ces gènes avait été inhibée – inhibition probablement récente à l'échelle de l'évolution puisqu'un os pénien complet était capable de réapparaître en une seule génération, comme le cas de Steevy venait de le révéler. Les mammifères qui possèdent un os pénien n'ont pas besoin d'une forte pression hydrostatique pour avoir des érections performantes. Les biologistes en concluent qu'en l'absence d'os pénien une pression hydrostatique insuffisante limite la reproduction des vieux mâles. De leur côté les cliniciens savent que l'âge tardif de reproduction des hommes multiplie considérablement le

1 *Baculum* (*bacula* au pluriel) est le nom scientifique de l'os pénien présent dans de nombreuses espèces animales.

nombre de pathologies, particulièrement psychiatriques. L'évolution a su mettre en place une ménopause efficace, mais elle n'a pas réussi l'andropause avec autant d'éclat ; la disparition de l'os pénien en a permis un ersatz. Le cas de Steevy nous conduira peut-être à considérer l'assistance médicale à la procréation après quarante ans avec plus de prudence...

Que la science clinique peut être belle quand elle se débarrasse de ses oripeaux commerciaux et politiques !

Dettes bibliographiques

Les livres d'histoire de la médecine qui trônent dans ma bibliothèque ont été ma première source de documentation, à commencer par les trois tomes de l'*Histoire de la pensée médicale en Occident*, sous la direction de Mirko Grmek, aux Éditions du Seuil (1995-1999).

S'y ajoutent notamment trois référence majeures : Roger Dachez, *Histoire de la médecine*, Tallandier, Paris, 2004 ; Olivier Faure, *Histoire sociale de la médecine*, Anthropos, Paris, 1994 ; Maurice Tubiana, *Histoire de la pensée médicale. Les chemins d'Esculape*, Flammarion, « Champs », Paris, 1998 [1995].

Enfin, un ouvrage a soutenu en filigrane les diverses réflexions qui suivent ces cas : il s'agit de l'*Introduction à la philosophie des sciences médicales* de Maël Lemoine (Hermann, 2017).

Chapitre 1. Tan Tan

Au fil de ces cas cliniques exposés sous l'angle médical, l'idée m'est venue de donner le premier rôle aux patients sous une forme narrative, en commençant par Tan Tan, dont les archives de Bicêtre relatent les relations avec le personnel.

Chapitre 2. Les zéros de l'anesthésie

Pour les débuts de l'anesthésie, parmi de nombreuses sources, je me suis essentiellement référé à Georges Arnulf, *L'Histoire tragique et merveilleuse de l'anesthésie,* Lavauzelle, Panazol, 1989.

Chapitre 3. L'âme de Phineas

L'histoire de Phineas Gage est probablement la plus connue de toutes et la version anglophone de sa page Wikipédia regorge de références.

Chapitre 4. Les trois héroïnes de l'hystérie

Pour les débuts de l'hystérie, j'ai évidemment utilisé les écrits de Charcot, Breuer et Freud. Pour les nombreuses controverses qu'ils ont occasionnées, j'ai puisé dans Jacques Bénesteau, *Mensonges freudiens,* Mardaga, Liège, 2002 ; Marc Magro, *Ils sont fous ces psys !,* First, Paris, 2015 ; Catherine Meyer (dir), *Le Livre noir de la psychanalyse,* Les Arènes, Paris, 2005.

Chapitre 5. Le petit Joseph

L'histoire de Joseph Meister est bien connue de tous les Français ; les controverses le sont moins. Pour les exposer, j'ai puisé dans l'excellent ouvrage collectif dirigé par Anne-Marie Moulin, *L'Aventure de la vaccination,* Fayard, Paris, 1996.

Chapitre 6. La cuisinière de New York

L'histoire de Mary Mallon a inspiré les romanciers et les auteurs de bandes dessinées ; parmi de nombreuses références, l'ouvrage de l'historienne de la médecine Judith Walzer Leavitt, *Typhoid Mary : Captive to the Public's Health,* Beacon Press, Boston, 1996, fait autorité.

Chapitre 7. Auguste

Pour Auguste Deter, je suis parti de l'article exposant la découverte de son dossier clinique dans les archives d'Aloïs Alzheimer : Konrad Maurer *et al.*, « Auguste D and Alzheimer's disease », *Lancet,* vol. 349, n° 9064, 24 mai 1997, p. 1546-1549.

Et c'est en retraçant la controverse de ce cas que j'ai découvert le livre d'Olivier Saint-Jean et Éric Favereau, *Alzheimer, le grand leurre,* Michalon, Paris, 2018. Il montrait exactement ce que j'avais plusieurs fois suggéré sans oser le dire vraiment. Ce livre est en quelque sorte une source postérieure !

Chapitre 8. Les carnages du genre

La vie d'Einar Wegener a été portée au cinéma par Tom Hooper dans *The Danish Girl* en 2015.

De même que son histoire, celle de Bruce Reimer est également bien documentée sur Wikipédia.

De nombreux articles ont été écrits à leur sujet depuis la médiatisation des théories du genre.

Chapitre 9. Deux numéros particuliers

Les histoires des deux numéros particuliers de colibacilles m'ont été soufflées par mes amis biologistes. La discussion qui suit provient de deux articles : Ulrich Sonnenborn,

« Escherichia coli strain Nissle 1917-from bench to bedside and back : History of a special Escherichia coli strain with probiotic properties », *FEMS Microbiology Letters*, vol. 363, n° 19, octobre 2016 ; Jaroslaw Zdziarski *et al.*, « Molecular basis of commensalism in the urinary tract : Low virulence or virulence attenuation ? », *Infection & Immunity*, vol. 76, n° 2, février 2008, p. 695-703.

Chapitre 10. Le silence d'Unsa

L'histoire de la découverte de FoxP2 est très bien documentée sur <https://fr.wikipedia.org/wiki/Prot%C3%A9ine_Forkhead-P2>.

J'ai utilisé l'article original de *Nature* par Wolfgang Enard, Anthony P. Monaco et Svante Pääbo : W. Enard *et al.*, « Molecular evolution of FOXP2, a gene involved in speech and language », *Nature*, vol. 418, n° 6900, 22 août 2002, p. 869-872.

Il existe également un article intégralement disponible sur la base de données bibliographiques PubMed : Kay D. Macdermot *et al.*, « Identification of FOXP2 truncation as a novel cause of developmental speech and language deficits », *The American Journal of Human Genetics*, juin 2005, vol. 76, n° 6, p. 1074-1080.

Chapitre 11. Immortelle Henrietta

J'ai découvert l'existence des cellules HeLa dans un article d'Anne Debroise, « Des cellules modèles bien loin de la réalité », *La Recherche*, n° 475, mai 2013, p. 8-11.

L'essentiel des références provient du livre de Rebecca Skloot, *La Vie immortelle d'Henrietta Lacks*, Calmann-Lévy, Paris, 2011.

Chapitre 12. Baroudeurs de l'hippocampe

Les histoires d'Henry Molaison et de Kent Cochrane ont fait l'objet de nombreux articles accessibles sur la base bibliographique PubMed.

Chapitre 13. Madame McKey

Pour madame McKey je suis parti des deux articles de référence : I. Dunsford *et al.*, « A human blood-group chimera », *British Medical Journal*, 11 juillet 1953, vol. 2, n° 4827, p. 81 ; A. M. Boddy *et al.*, « Fetal microchimerism and maternal health : A review and evolutionary analysis of cooperation and conflict beyond the womb », *BioEssays*, vol. 37, n° 10, octobre 2015, p. 1106-1118.

Et j'ai utilisé le cours de Selim Aractingi qui intervient dans notre diplôme universitaire « Biologie de l'évolution et médecine ».

Chapitre 14. L'immaculée

Pour l'histoire de l'hypothétique conception virginale, l'essentiel provient de l'excellent article d'André Pichot, « Qui se souvient de M. J. ? », *Le Monde*, 27 décembre 2002.

Chapitre 15. Ad nauseam

L'histoire du thalidomide a été maintes fois contée et commentée.

Chapitre 16. L'Apo de Giovanni

J'ai quelque peu romancé l'histoire de Giovanni Pomarelli à partir de deux articles : V. Gualandri *et al.*, « A1Milano apoprotein identification of the complete kindred and evidence of a dominant genetic transmission », *American Journal of Human Genetics*, vol. 37, n° 6, novembre 1985, p. 1083-1097 ; S. E. Nissen *et al.*, « Effect of recombinant ApoA-I Milano on coronary atherosclerosis in patients with acute coronary syndromes : a randomized controlled trial », *Journal of the American Medical Association*, vol. 290, n° 17, 5 novembre 2003, p. 2292-2300.

Chapitre 17. Le diable et le miraculé

L'histoire de Gaëtan Dugas provient du livre de Randy Shilts, *And the Band Played on*, St. Martin's Press, New York, 1987.

Celle, beaucoup moins connue, de Timothy Brown provient essentiellement de l'article original : K. Allers *et al.*, « Evidence for the cure of HIV infection by CCR5Δ32/Δ32 stem cell transplantation », *Blood*, vol. 117, n° 10, 10 mars 2011, p. 2791-2799.

Chapitre 18. Une grippe pas comme les autres

Pour l'histoire du SRAS, les articles du journal *Le Monde* de l'époque m'ont largement suffi.

La polémique sur la promotion du vaccin antigrippal par la peur provient de Wolfgang Wodarg dans l'ouvrage collectif dirigé par Mikkel Borch-Jacobsen, *Big Pharma : une industrie toute-puissante qui joue avec notre santé*, Les Arènes, Paris, 2013, p. 335-360.

Chapitre 19. L'homme sans cerveau

Pour l'homme sans cerveau, l'article de référence est celui du *Lancet* en 2007 : L. Feuillet, H. Dufour et J. Pelletier, « Brain of a white-collar worker », *Lancet*, vol. 370, n° 9583, 21 juillet 2007, p. 262.

Épilogue

L'anecdote finale provient du mémoire d'un de nos étudiants : Rémi Mathevet, « Éléments et facteurs des *bacula* chez les euthériens. Importance évolutionniste de la dysfonction érectile », mémoire du diplôme universitaire « Biologie de l'évolution et médecine », Université de Lyon 1, 2019.

Table

Imprimé en France par EPAC Technologies
N° d'impression : 4550414314020
Dépôt légal : mars 2020

Cahiers libres

Du même auteur

Darwin et les sciences de l'évolution pour les nuls, First, 2018

Pour une médecine évolutionniste. Une nouvelle vision de la santé, Seuil, 2017

Les Nouveaux Paradoxes de la médecine, Le Pommier, 2012

À quoi sert vraiment un médecin ?, Armand Colin, 2011

Brève histoire du médicament, L'Œil neuf, 2009

Darwin viendra-t-il ?, Le Pommier, 2008

Humeurs médicales, Le Félin, 2006

Carnets de santé, Calmann-Lévy, 2004

La Sagesse du médecin, L'Œil neuf, 2004

Le Bobologue, L'Œil neuf, 2001 ; rééd. J'ai lu, 2003

Les articles référencés et ouvrages collectifs de Luc Perino sont consultables sur <www.lucperino.com>.